U0146817

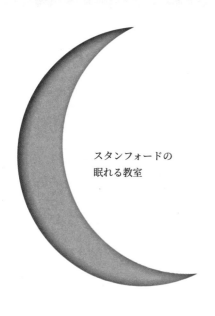

スタンフォードの
眠れる教室

睡个好觉

[日] 西野精治 | 著　　朱悦玮 | 译

GOOD
NIGHT

斯坦福高效睡眠法

北京时代华文书局

图书在版编目（CIP）数据

睡个好觉 : 斯坦福高效睡眠法 / (日) 西野精治著 ; 朱悦玮译 . -- 北京 : 北京时代华文书局 , 2023.12

ISBN 978-7-5699-4984-1

Ⅰ.①睡… Ⅱ.①西… ②朱… Ⅲ.①睡眠－基本知识 Ⅳ.① R338.63

中国国家版本馆 CIP 数据核字 (2023) 第 167369 号

STANFORD NO NEMURERU KYOSHITSU
by SEIJI NISHINO
Copyright © SEIJI NISHINO、GENTOSHA 2022
Original Japanese edition published by GENTOSHA INC.
All rights reserved
Chinese (in simplified character only) translation copyright © 2000 by Beijing Time-Chinese Publishing House Co., Ltd.
Chinese (in simplified character only) translation rights arranged with GENTOSHA INC. through BARDON CHINESE CREATIVE AGENCY LIMITED

北京市版权局著作权合同登记号　图字：01-2022-6554

SHUI GE HAO JIAO SITANFU GAOXIAO SHUIMIAN FA

出 版 人：陈　涛
策划编辑：樊艳清
责任编辑：樊艳清　耿媛媛
执行编辑：王凤屏
责任校对：初海龙
装帧设计：程　慧　孙丽莉
责任印制：訾　敬

出版发行：北京时代华文书局 http://www.bjsdsj.com.cn
　　　　　北京市东城区安定门外大街 138 号皇城国际大厦 A 座 8 层
　　　　　邮编：100011　电话：010-64263661　64261528

印　　刷：三河市嘉科万达彩色印刷有限公司
开　　本：880 mm×1230 mm　1/32　　　成品尺寸：145 mm×210 mm
印　　张：7　　　　　　　　　　　　　　字　　数：151 千字
版　　次：2023 年 12 月第 1 版　　　　　印　　次：2023 年 12 月第 1 次印刷
定　　价：49.80 元

" Adequate sleep makes a man healthy ,
wealthy and wiser. "

充足的睡眠使人健康、富有又聪明

早睡早起影响身体健康吗？

"早睡早起身体好"，这是人人皆知的俗语。

中国宋代诗人就曾写过"早起三朝当一工"（三个早晨早些起床所干的活儿，抵得上一整天的工作量）的诗句。

欧美也有和睡眠相关的格言，"The early bird catches the worm"，翻译过来的意思就是"早起的鸟儿有虫吃"。美国开国元勋之一本杰明·富兰克林也说过"Early to bed and early to rise makes a man healthy，wealthy and wiser"，直译过来的意思是"早睡早起使人健康、富有又聪明"，简直是一石三鸟。

可能很多人都认为"早睡早起定然有好处"，但这些格言真的有医学上的依据吗？

先说结论吧，并没有任何依据。近年来，美国对 949 名成年男子进行了流行病学调查。结果发现，早睡早起"对健康（死亡率）、富有（年收入）、聪明（最终学历、学习年数）没有任何影响"。因此，从医学的角度来说，"早睡早起身体好"没有任何依据。

当然，每个人身处的环境不同，所以早睡早起是否有好处因人而异。古典落语（类似单口相声）里有一段关于奈良的鹿的故事。奈良的鹿是春日大社的神兽，如果某天谁起床晚了发现有鹿死在自己家门前，那可大事不好，因此早点儿起来就能把鹿的尸体搬到邻居家门口，这可能是早睡早起的好处之一吧。

类似这种很多人相信但实际上并没有医学依据的事情还有很多，尤其在睡眠方面，对医学界来说，它还是一个非常新的领域，很多东西都不为人知。

本书将针对"失眠、睡眠不足、睡醒后仍然感觉很疲惫"等困扰大家的问题进行解答。基于正确的医学依据，尽可能通俗易懂地展开解说，消除大家错误的认知。

睡得太多影响身体健康吗？

虽然"早睡早起身体好"并没有医学上的依据，但"睡觉只是单纯的休息"这种想法也是错误的。

处理身体与大脑之中的废弃物、整理记忆、调节自主神经和激素平衡等活动，都是在睡眠中进行的"健康维护"。已经有诸多研究确认了睡眠的重要性，不充足和不合理的睡眠会对健康造成影响也是千真万确的。

但是，"睡得越多对身体越好"从医学的角度来说也是错误的。

　　2002 年的一项以 100 万人为对象进行的调查表明，美国人的平均睡眠时间为 7.5 小时。其中包括少数睡眠时间低于 3 小时（短时间睡眠）和超过 10 小时（长时间睡眠）的人群。

　　对"平均睡眠、短时间睡眠、长时间睡眠"这三种睡眠类型人群 6 年间的死亡率进行调查后发现，平均睡眠类型人群的死亡率最低，低于 3 小时的短时间睡眠类型人群的死亡率是平均睡眠类型人群死亡率的 1.3 倍。

　　或许有人会认为"原来如此，不睡觉果然影响身体健康"，但耐人寻味的是，死亡率最高的是睡眠时间超过 10 小时的人群。长时间睡眠类型人群的死亡率是平均睡眠类型人群的 1.4 倍。

不充足的睡眠会增加患阿尔茨海默病的风险

　　当然，短时间睡眠和长时间睡眠的人群，可能是因为患有某种疾病所以才导致这样的结果。但不充足和不合理的睡眠可能会增加肥胖、糖尿病等慢性病的风险，许多调查的结果都证实了这一点。

　　我在斯坦福的实验室进行的动物实验还证明了"不充足的睡眠会增加患阿尔茨海默病的风险"。也就是说，睡眠不足和睡眠质量下降，会给身体带来不好的影响。反过来说，绝大多数健康的人都拥有高质量的睡眠。

睡眠不足给日本造成的经济损失占 GDP（国内生产总值）比重是全世界最大的

为了促进身体健康、预防疾病而保证高质量的睡眠，可以说是当今日本非常重要的课题。

日本人的平均睡眠时间为 6 ~ 7 小时，在世界主要国家和地区平均睡眠时间排名中排倒数第一，还有许多人在睡眠上存在问题。

20 世纪 90 年代的美国进行过一次名为 "Wake up America"（唤醒美国）的睡眠状况大调查。调查结果表明，睡眠不足引发事故的情况非常多。其中比较严重的有 "挑战者号" 航天飞机爆炸事故、切尔诺贝利核电站泄漏事故、"埃克森·瓦尔迪兹" 号油轮漏油事故等。

这些事故的发生都与相关人员睡眠不足和过度劳累有关，而且都发生在凌晨3点左右，这是一个非常容易发生事故的时间段。

2017 年，美国某研究所发表了 "睡眠不足给日本造成的经济损失，每年大约为 15 兆日元（约 0.7 万亿人民币[①]）" 的研究结论。虽然从损失总额来说，美国以 35 兆日元（约 1.7 万亿人民币[②]）排名第一，但从占 GDP 比重来说，日本的经济损失占比

---

① 以 2023 年 10 月 1 日中行折算价估算。

② 同上。

是全世界最大的。

日本人的平均睡眠时间倒数第一，睡眠不足造成的经济损失占 GDP 比重正数第一。睡眠问题已经是日本目前急需解决的课题之一。

用合理的睡眠让自己变得健康、富有又聪明吧！

睡眠不足和睡眠障碍会导致亚健康和引发疾病，降低生活品质。高质量的睡眠虽然要保证睡眠时间，但并不是睡眠时间越长越好。虽然"早睡早起身体好"并没有医学上的根据，但我在本书中还是想提倡这种做法。

"Adequate sleep makes a man healthy, wealthy and wiser."（充足的睡眠使人健康、富有又聪明）

首先，通过第 1 章来仔细地检查一下自己的睡眠状态吧。

关于本书，大家可以从头开始阅读，也可以只挑自己感兴趣的部分阅读，不管采用哪种方法，都一定能够为你提供帮助。

那么，让我们开始学习"最高质量的睡眠课程"吧。

西野精治

斯坦福大学医学院精神科教授

斯坦福大学睡眠研究所以及睡眠生物规律研究所所长

BRAIN SLEEP（大脑睡眠）公司创始人兼最高研究顾问

第
4
章

提高白天的生产效率!
"舒适地醒来"的课程

第
5
章

仍然感觉很困?
"避免白天犯困"的课程

第6章

通过睡眠来提高！
关于"生活品质"的课程

第7章

"孩子和家人的睡眠"课程

第 *1* 章

你有多少"睡眠负债"？

Q 怎样了解自己的"睡眠负债"？

> **A** 首先比较一下"工作日和休息日的睡眠时间"吧

经常有人来找我咨询这样的问题："我感觉自己有非常多的睡眠负债，怎样才能知道我到底负债多少呢？"

2017 年，我在《斯坦福高效睡眠法》（スタンフォード式最高の睡眠）一书中提到的"睡眠负债"的概念，现在已经非常普及了。

在睡眠上存在问题的人，大致可以分为以下两类：

1. 有充足的时间用来睡觉，却"睡不着"（失眠、经常醒来、很早就醒来、睡眠很浅等）；
2. 因为繁忙和生活习惯而"无法保证睡眠时间"。

很多人会随着年龄的增长而出现 1 的问题，这属于衰老导致的自然变化，并不需要担心。其中可能也包括"假性失眠"。

而忙于工作的人大多是 2 的问题导致的"睡眠不足"。

睡眠负债难以数值化

事实上，要想从医学的角度准确测算出"你的睡眠负债是××小时"是非常困难的。"睡眠负债"虽然是研究人员之间一直使用的概念，但因为不是有明确定义的医学术语，所以很难数值化。

为了避免产生误解我要事先说明一下，虽然睡眠负债难以数值化，但还是需要引起我们的重视。

关于"睡眠负债"这个概念究竟是由谁最先提出的并无定论，但已故的威廉·德门特教授很早就使用过这个概念。德门特教授是斯坦福大学睡眠研究所的创始人，被称为"睡眠医学之父"。他的"徒弟"们（包括我在内），也自然而然地开始使用"睡眠负债"这个概念。

研究人员们之所以不使用"睡眠不足"而是用"睡眠负债"这个概念，是因为睡眠负债非常值得重视。

睡眠负债并不是单纯的睡眠不足，而是将睡眠不足对大脑和身体造成的损伤像负债一样不断地累积起来。不管是金钱还是睡眠，如果一直对负债置之不理就会变得非常严重。

如果慢性的睡眠不足以月为单位甚至以年为单位累积起来的话，就会变得难以偿还。

有一个关于睡眠负债的实验。实验内容是让参与的 8 个人每天在床上躺 14 小时，经过几周之后观察他们的睡眠状态。结果发现，他们的合理睡眠时间平均为 8.2 小时。但在参与实验之前，这些人的实际睡眠时间平均为 7.4 小时。也就是说，他们"每天的睡眠负债为 40 多分钟"。

每天 14 小时的睡眠时间如何？ [1]

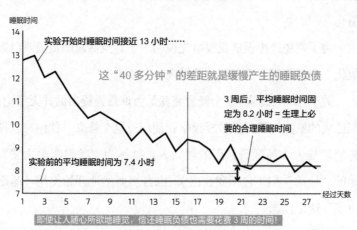

即便让人随心所欲地睡觉，偿还睡眠负债也需要花费 3 周的时间！

那么，这些人用了多长时间才还清这"40 多分钟的睡眠负债"，恢复合理的睡眠时间呢？即便每天让他们随心所欲地睡觉，也用了 3 周的时间。

因为是实验，所以将睡眠时间定为 14 小时这个最大值。在

① 《斯坦福高效睡眠法》, Dement, W.C., *Sleep extension: getting as much extra sleep as possible*. Clin Sports Med, 2005.24（2）: p.251−68, viii.

实验刚开始的时候，这些人能够睡接近 13 小时，但后来的睡眠时间就逐渐减少，经过 3 周之后固定为 8.2 小时（这也是参与者的合理睡眠时间），再之后就没有太大的变化了。

每天负债 40 多分钟并不是"难以想象的负债"，这种程度的睡眠不足是十分常见的。然而，即便是这种很常见的负债，如果不断地累积起来，也需要整整 3 周随心所欲地睡觉才能全部偿还，正常的生活条件下要想偿还睡眠负债可以说是非常困难的。

这个实验还传达了一个重要的信息，那就是，在经过 3 周时间全部偿还睡眠负债之后，不管创造多么优良的睡眠条件，睡觉的时间都无法超过身体所需要的睡眠时间。也就是说，即便知道接下来可能会遭遇一段睡眠不足的时期导致睡眠负债的产生，也无法像存款一样提前预存睡眠。

测算睡眠负债的简单方法

我来告诉大家一个了解自己是否存在睡眠负债的简单方法。

"一个人合理的睡眠时间" – "实际的平均睡眠时间" = "睡眠负债"

但要想计算出一个人合理的睡眠时间其实非常困难。即便在上述的实验当中，研究人员也用了 3 周的时间进行观察才将其数值化。

我推荐一个方法，那就是在没有任何事情需要去做的休息日，计算一下自己比平时的平均睡眠时间多睡了多久。

"啊，累积了一周的疲劳，明天我要睡个够。"

很多人都会这样做吧。如果想大致地了解自己的睡眠负债情况，就在休息日的前一天晚上关掉闹钟，拉严窗帘，让自己一直睡到自然醒。

起床之后计算一下自己比平时的平均睡眠时间多睡了多久。

多睡 30 分钟到 1 小时	绿灯	没有多少睡眠负债
多睡 90 分钟以上	黄灯	稍微有一些睡眠负债
多睡 2 小时以上	红灯	慢性睡眠不足。累积了相当多的睡眠负债，需要尽早采取对策

上述内容虽然不是绝对的判断基准，却是一个可以简单地测算睡眠负债的方法。感觉自己存在睡眠问题的人不妨用这个方法来测一下。

睡眠问题是很敏感的问题，也存在心理上的影响。如果对睡眠的问题过于在意，也会出现睡眠不好、半夜惊醒之类的情况。

所以在进行睡眠负债测算时，最好在自己熟悉的环境中（比如自己家里）就工作日和休息日的睡眠时间进行比较。大家不妨都来试一试吧。

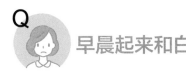

Q 早晨起来和白天都犯困

A 通过"白天的 5 个自觉症状"来检测自己的睡眠质量

睡眠并非"只要保证充足的睡眠时间就好"。

睡眠的"质"和"量"都很重要，不管睡的时间有多长，如果睡眠质量不高的话也会对健康造成不好的影响。早晨起来的时候没有清爽的感觉、白天也感到很困的话，就很有可能是睡眠质量不好导致的。

什么是"白天的 5 个自觉症状"？

让我们对自己的睡眠质量进行一下检测吧。

如果以下"白天的 5 个自觉症状"中，你有其中 1 ~ 2 项的话就需要注意了。

1. 早晨睡不醒；

2. 睡醒后感觉疲劳并没有消失；

3.白天感觉很恍惚，无法集中精神；

4.感觉焦躁；

5.白天和傍晚犯困。

接下来，我将按顺序进行说明。

第一个自觉症状"早晨睡不醒"是非常明显的指标。如果睡眠质量高的话，早晨起床的时候大脑和身体会自然而然地为清醒做好准备。所以，我们应该会很清醒。

明明睡了很长时间但早晨怎么也起不来，闹钟响了半天自己还在睡，起床后感觉有些迷糊，这些都是睡眠质量差的表现。

第二个自觉症状"睡醒后感觉疲劳并没有消失"，说明睡眠质量不高。睡眠时人体在自我维护，让大脑和身体得到休息，整理记忆，调节自主神经和激素的平衡。如果睡眠质量高，那么大脑和身体都应该得到恢复，让你焕然一新。因此，在高质量的睡眠之后，你会在"崭新的一天开始了"的爽快感中醒来。

"哎呀，明明睡了很久还是晕乎乎的"，有这种感觉的人都是因为睡眠质量不高，没有在睡眠中完成自我维护。

低质量的睡眠就像一直用脏盘子吃饭

第三个自觉症状"白天感觉很恍惚，无法集中精神"和第四个自觉症状"感觉焦躁"，都可能是因为在睡眠时没有完成自我维护导致的。

睡眠时，大脑会清除废弃物质。认知障碍疾病之一的阿尔茨海默病就是因为大脑中一种叫作 β 淀粉样蛋白的物质累积所导致的，如果不睡觉的话，大脑中使用完毕的淀粉样蛋白的残片，尤其是容易凝集的 β 淀粉样蛋白就会残留在大脑中，引发病变导致大脑萎缩。

让我们来打个比方，家里每天晚上吃完饭之后都会将餐具放进洗碗机里。本来应该在晚上睡觉的时候，洗碗机将餐具都清洗得干干净净，但要是忘记按下洗碗机的按钮，第二天早晨起来就会发现餐具全都没有洗。

如果是餐具忘了洗，早晨起来的时候再洗还来得及，但没能在睡眠时得到维护的身体和大脑，只有在下一次睡觉的时候才能进行维护。这就像"脏盘子没有洗，就这样又用了一天"一样，是让人非常讨厌的一天吧。

体内的"时钟"失去控制

第五个自觉症状"白天和傍晚犯困"，大多是睡眠负债不断累积、身体的节奏出现混乱的征兆。

我们体内的细胞有生物钟，人类身体中的一切都是按照比 24 小时稍微长一点儿的固有昼夜节律运动的。这个体内的"时钟"让我们早晨醒来、感到饥饿、增加活动量、夜晚睡觉。

人体的昼夜节律是每天24.2小时[①]，而地球的1天是24小时。也就是说，人类每天会有12分钟的"延迟"。不过，我们会通过早晨晒太阳和吃饭等行为将这12分钟的延迟重置掉。

如果白天感到困倦，可能是体内的"时钟"没有正常运转的征兆。如果对白天犯困的情况置之不理，自主神经和昼夜的节奏就会失调，使我们的整体状态出现问题。自主神经正如大家所知，是对我们的体温、血压、呼吸等进行调节的神经。心脏、胃、肠等都在自主神经的控制下才能发挥作用，所以如果自主神经出现问题，健康就会出现问题。请想象一下出国旅行时倒时差的情景。白天困得不行，到了晚上又精神十足，有过这样经历的人一定很多吧。

偶尔出现白天犯困的情况，只要改变生活习惯就能使症状有所改善，但要是突然出现白天多次嗜睡的情况，可能是患上了一种叫作"发作性睡病"的疾病。如果发现自己出现严重的睡眠问题，请及时就医。

[①] 最初的研究认为，人体内的"时钟"的固有周期是25小时，但后来通过在更加缜密的条件下进行计算得到的结果发现，这个周期为24.2小时。不过，人类因为无法在完全摆脱外界的时间概念的情况下对固有周期进行计算，所以关于这个周期究竟为多长时间目前学界还在讨论之中。

与睡眠诊所相比，"自己的感觉"更可靠吗？

你的睡眠质量如何呢？

"我的睡眠负债非常多！希望用科学的方法仔细地检测一下我的睡眠质量。"

在演讲会等场合，我经常会听到这样的回答。但实际上，想用科学的方法对睡眠的质量进行检测，要比对睡眠的时间进行计算更加困难。

具体来说，患者需要在有全套设备的睡眠诊所最少住院1～2天，戴上睡眠监测仪，由专业医生对患者的睡眠情况进行观察和分析，然后对睡眠的质量进行评估。

睡眠监测仪是能够记录患者脑电波、心电图、肌电图、眼球运动的设备。即便是像我们这样的研究人员，也很难检测自己的睡眠质量。毕竟身上戴着监测设备在诊所里睡觉，很难保证有"和平时一样的睡眠"，所以监测到的数据未必就是正确的。

睡眠问题正在逐渐得到全世界的关注。美国拥有大约4000个睡眠诊所，日本的睡眠诊所数量也在急速增加。

对我们这些专业的研究人员来说，社会对睡眠的关注度提升是一件值得庆幸的事，但也有"原本与睡眠毫无关系的医生，趁着这股热潮，只是搞了一些相关的诊疗设备就开诊所"的情况出现。我个人认为，与其把钱花在这些诊所上，不如让自己白天过得更舒服一些，买一些舒服的床品，这样对睡眠更有帮助。正确地认识自己的睡眠情况也很重要。

　　如果想找专业的医生进行咨询，请选择获得日本睡眠学会认证的医生。目前，日本获得认证的医院大约有 100 家、专业医生有 5000 名左右。

　　虽然检测睡眠的质量比较困难，但如果符合"白天的 5 个自觉症状"，就说明睡眠质量不太好。所以作为专业的研究人员，我认为最可靠的还是"自己的感觉"。

　　幸运的是，虽然我们没有什么检测睡眠质量的好方法，却有提高睡眠质量的具体方法，本书将为大家介绍这些方法。

　　每天累积睡眠负债的人、睡眠质量不好的人，都有各种各样的原因。对于那些工作繁忙的人、需要育儿和照顾病人的人、为了做自己想做的事而减少睡眠时间的人，我并不打算用"无论如何请保证睡眠时间"之类的话来进行说教。我自己也经常因为工作繁忙而不得不牺牲睡眠时间来修改论文。

　　我们活着并不是为了获得舒适的睡眠，但舒适的睡眠能够帮助我们过上更加充实的人生。因此，让我们一起来学习"睡眠课程"，掌握提高"睡眠质量"的秘诀吧！

计算你的睡眠负债

请回答以下关于睡眠质量的 7 个问题

① 休息日的睡眠时间比平时多 2 小时以上　　是 3 分　否 0 分

② 总是会不小心在公交车或沙发上睡着　　是 1 分　否 0 分

③ 躺在床上马上就能睡着　　是 1 分　否 0 分

④ 早晨起不来，没有清爽的感觉　　是 1 分　否 0 分

⑤ 上午犯困　　是 1 分　否 0 分

⑥ 不定闹钟就会睡过头　　是 1 分　否 0 分

⑦ 每周 3 天以上在不同的时间睡觉　　是 1 分　否 0 分

你的状态如何？

9 分　　　睡眠负债过多，必须马上充分休息

6 ~ 8 分　　睡眠负债较多，需要改变生活习惯

3 ~ 5 分　　可能有一些睡眠负债

1 ~ 2 分　　睡眠质量比较好

0 分　　　没有睡眠负债的理想状态，请继续保持

第 2 章

睡不着也没关系！

把握"黄金 90 分钟"的睡眠课程

Q 因为慢性失眠而烦恼

A | 可能是"假性失眠"

"明明必须睡觉却完全睡不着，甚至一到晚上就感到害怕。这种状态已经持续了好几年……"

前几天，有一位经营者对我这样说道。这其实是很常见的情况。"睡不着"的人非常多，我们也针对失眠患者进行过许多次临床研究。对入睡困难的患者从入睡、睡眠到清醒的整个过程进行观察，对他们的脑电波进行记录，结果有个令人非常意外的发现。

参与实验的都是自述"入睡困难""失眠"的患者，但每个人实际上都睡着了。

就连自述"我一点儿也睡不着"的人，也在躺下 15 分钟之内就出现了"入睡"的脑电波。

因为我并不进行普通的诊疗，所以这只是为了研究而进行的实验。但参与实验的患者对实验结果非常在意，因为他们常年受到失眠的困扰，所以在实验结束后都会这样问道："大夫，我一直有慢性失眠的问题，在实验中也几乎没有睡着。我认为我的症状对这次的实验一定很有帮助。我已经有这种症状好几年了，请您告诉我应该如何治疗吧。"

我只能将实验结果如实地告诉他们。

"不，其实你在实验开始的时候很快就睡着了。你的入睡并没有问题。"

虽然患者大多对此感到非常惊讶，但这种情况其实十分常见。许多实验的结果都表明，很多患者认为自己"睡不着"，实际上他们都睡着了。

但有些认为自己被失眠困扰的人，如果告诉他们"其实你睡得挺好"，他们就会感到非常的愤怒。

"根本不可能！我明明因为失眠如此苦恼，大夫为什么不理解我呢？"

这就是所谓的"假性失眠"。患者本人认为自己受到失眠的困扰，但实际上他睡得很好。

当然，我并不会对这样的患者说"请不要在意"。因为即便数据显示患者睡着了，但其本人一直感觉"睡不着"，并因此而感到痛苦，这是千真万确的。所以，首先要消除患者的这种错误认知。

你有没有因为"必须早点儿睡"而感到焦虑的时候?

那些明明睡着了却认为自己没睡着的"假性失眠"的人,大多对失眠过于紧张和恐慌。

我们曾经和某企业合作,对人的入睡时间进行过调查。

健康的年轻人从躺在床上到睡着的时间平均为 7 ~ 8 分钟。没有健康问题却认为自己"入睡困难"的 55 岁以上的人,平均入睡时间为 10 分钟。也就是说,两者之间没有太大差异。因为我们想针对入睡困难的人进行实验,所以通过事前的问诊专门挑选了自述存在入睡困难的人群,但实际的结果却令人非常意外。两者之间只有 2 分钟左右的差异,认为自己"入睡困难",可能只是因为"必须早点儿睡"而感到焦虑所导致的。

虽然其中也有入睡需要 30 分钟到 1 小时的人,但这些人也没有什么问题。即便这些人入睡需要很长的时间,但其中有的人认为"不算什么",也有的人认为"我失眠了"。

对睡眠问题越是在意,人体活跃时工作的交感神经越占优势,就越难以切换到人体休息时工作的副交感神经。如果这种切换不能顺利进行,入睡当然会变得困难。所以,关键在于不要因为"必须早点儿睡"而焦虑。

不要以"最差的一晚"作为基准

在自认为失眠的人中，经常有人将睡得"最差的一晚"作为基准。

假设"一周之中周二和周三晚上 12 点躺下后几乎整夜没睡着"，在绝大多数情况下，这周的周四和周五会很早就睡着了。

但认为"我慢性失眠了"的人，往往不会注意自己早早睡着的日子，只记得自己一直睡不着的日子，于是认为"我这一周几乎都没怎么睡"。

实际上，只要用一周的时间，每天早晨记录一下前一天晚上大致的入睡时间，冷静地对数据进行一下分析就会发现真相。我们用认知行为疗法治疗失眠的时候，为了让患者准确地把握自己的睡眠状况，首先就是做睡眠记录。

明明睡着了却认为自己没睡着……这也分为"假性失眠"和"睡眠质量差"两种情况。

人们往往只重视睡眠的时间，但正如第 1 章中提到过的那样，睡眠的质量也是非常重要的。要想定量地检测睡眠的质量是非常困难的，有时候现代睡眠医学认为属于"假性失眠"的病例，在出现新的检测方法之后会发现其并不是"假性失眠"。睡眠医学目前还是一门不成熟的学科。有些患有睡眠呼吸暂停综合征的患者，明明没有获得充足的睡眠，有时候却被诊断为"假性失眠"。

曾经人们普遍认为"必须保证至少 7 小时睡眠时间"，但这种只重"量"而不重"质"的思考方法是错误的，正确的理解应该是"即便时间短，也要保证高质量的睡眠"。

与其自己翻来覆去地担忧和思虑自己的睡眠问题，不如正确地分析一下睡眠问题给自己白天的活动带来了什么样的困扰。也就是思考前文中提到过的"白天的5个自觉症状"给自己的日常生活带来了怎样的阻碍，然后以此作为去找医生问诊的基准。因为很多人都可能会出现这些症状，关键在于这些症状给自己的日常生活造成了多少麻烦。

这里再重复一下"白天的5个自觉症状"：

1. 早晨睡不醒；

2. 睡醒后感觉疲劳并没有消失；

3. 白天感觉很恍惚，无法集中精神；

4. 感觉焦躁；

5. 白天和傍晚犯困。

Q 本来我睡得很好，最近却失眠了

A 是否与年轻时的自己相比？不妨与同龄人交流一下吧

"我一直都睡得很好，在睡眠上完全没有问题，最近不知为何变得入睡困难而且睡得很浅。到底是什么地方出了问题呢？是不是开始患有什么疾病了呢？……"

很多有这样困扰的人，大多是以"年轻时的自己"作为基准来和现在的自己做比较的。

身体会随着年龄的增长而发生变化

十几岁的时候"一顿吃两大碗牛肉饭"的人，到了四五十岁恐怕就很难做到"一顿吃两大碗牛肉饭"了。

四五十岁的时候"吃一碗牛肉饭就饱了"是很自然的情况。如果非要将"我能吃两大碗牛肉饭"作为基准而勉强自己吃下去，只会把胃吃坏，然后哀叹"我明明能吃下去的"……恐怕没有人会这样做吧。

但在睡眠问题上，仍有不少人固执地以"年轻时的自己"为基准来衡量现在的自己的睡眠。

二三十岁的年轻人如果突然出现"睡不着"的情况，我推荐他去睡眠诊所或者神经内科进行一下诊疗，但 40 岁以后如果出现睡不着和入睡困难的情况，我认为没必要过于担心。因为衰老导致的这些变化是每个人都躲不过去的。即便你的外表看起来很年轻，而且还在精力十足地工作，但身体确实会越来越衰老。

对半夜清醒、过早清醒、睡眠很浅过于在意

尽管在科学上将包括睡眠在内的生理变化的原因都归咎于衰老，但实际上，科学界尚未完全搞清楚人类的身体随着年龄的增长而发生的变化。虽然科学家们发现了多种长寿基因，而且这些基因的数量会随着年龄的增长而减少，但仅凭长寿基因并不能彻底解释衰老的机制。

此外，人体的各种功能会随着年龄的增长而发生变化，这是已经得到确认的事实。比如体温调节功能。如果人体内的温度不降下来的话就难以入睡，但随着年龄的增长，人体内的血液循环会变得不畅，以致体温调节功能下降，使得入睡时体内的温度难以下降，结果就会导致入睡困难。

睡眠与光照也有很大的关系。随着年龄的增长而出现的白内

障等眼部疾患，会使人的感光能力下降，在白天的时候无法充分
受到光照的刺激，对睡眠和人体节律造成负面影响。

睡眠过程中多次醒来的"半夜清醒"、早晨很早就醒来的"过
早清醒"、无法深度睡眠的"睡眠很浅"，很遗憾，这些都是衰老
引起的变化，所以只能接受。"晚上总要起夜上厕所"，如果起夜
2 ~ 3 次的话就没问题。"起夜上厕所之后回来就几个小时都睡
不着了"，这虽然是个问题，但只要上厕所回来还能睡着就不用
担心。把这些现象当成和老花眼一样的"四五十岁开始出现的现
象"慢慢接受吧。如果接受了上述事实却还是被睡眠问题所困扰
的话，不妨试一试本书中介绍的有助于睡眠的习惯，或许会使症
状有所改善。

与同龄人交流一下吧

如果想比较一下睡眠情况，不要与"过去的自己"进行比较，
而是应该与同龄人进行比较。

可能有人认为"体质和生活习惯不一样，所以睡眠情况无法
与他人进行比较"。

但实际上，"年龄"这个共同点是一个非常准确的指标。就
像在进行体检时，关于血压和胆固醇的值，医生会做出"在这个
年龄的话并没有问题"的诊断一样。与家人、朋友、同事等身边

的同龄人交流一下关于睡眠的问题吧。你会发现许多人和你有同样的烦恼，这也能让你不再那么焦虑。

　　在不是假性失眠的情况下，如果"与同年龄段的人相比，自己的睡眠质量更差"，那可能就是存在生理衰老之外的原因。找出这个原因并将其解决，就能保证自己拥有高质量的睡眠。

Q 多睡觉能消除睡眠负债吗？

A 虽然不能消除，但这种尝试是有意义的

存在睡眠问题的人，总是想尝试弥补自己的睡眠不足。

"周末的时候睡整整一天，通过多睡觉来消除平时的睡眠不足。"

"趁着坐公交车的 30 分钟打个盹儿，计算在睡眠时间之内。"

"因为新冠[①]疫情要远程办公，所以工作时间也可以小憩一下。"

像这样"多睡觉"和"小憩"能够消除睡眠负债吗？

---

① 新冠指新型冠状病毒肺炎（COVID-19）。2022 年 12 月 26 日，中国国家卫生健康委员会发布公告，将该病更名为新型冠状病毒感染。2023 年 5 月 5 日，世界卫生组织宣布，新冠疫情不再构成"国际关注的突发公共卫生事件"。——编者注

周末睡懒觉和白天小憩一下确实能够让人感到心情舒畅，但遗憾的是，这样做并不能消除睡眠负债。

睡眠负债很容易累积，要想偿还却并不容易。正如第 1 章中介绍过的那样，几个月累积下来的每天 40 多分钟的睡眠负债，需要每天随心所欲地睡觉睡 3 周才能偿还。所以，一周之中拿出一两天来多睡觉就想彻底偿还睡眠负债是不可能的。周末比平时睡得更多，反而是存在睡眠负债的征兆，要想消除睡眠负债，需要稍微延长每天的睡眠时间，并且尽量提高睡眠的质量。

贪睡是身体发出的紧急警报

现在大家应该知道多睡觉并不能消除睡眠负债了，而且如果"周末感觉很困想睡觉"的话，反而是身体发出的紧急警报。

"这样下去的话会受不了的，已经到极限了"，这是身体发出的警报，必须予以重视。即便无法从根本上解决问题，至少也要临时多睡会儿觉来应对一下。但这种情况下的贪睡，既不能当作"睡眠存款"也无法用来偿还睡眠负债，只是一种紧急的应对措施。而且周末睡得太多，到了周一早晨还会出现"蓝色星期一"的症状，导致心情低落、工作效率降低。

打盹儿只是一时的休息，并不算"高质量的睡眠"

坐车时打个盹儿和白天小憩一下虽然能够消除身体上的疲劳，但并不能消除睡眠负债——因为这些碎片化的睡眠基本都是浅度睡眠。为了保持身体的姿势（让身体不至于倒下去）而惊醒，这样的情况很多人都经历过吧。

睡眠时，浅度睡眠和深度睡眠是交替进行的。

浅度睡眠（REM 睡眠 [①]）= 大脑清醒、身体在睡眠

深度睡眠（非 REM 睡眠 [②]）= 大脑和身体都在睡眠

人体只有在深度睡眠也就是非 REM 睡眠时，才会对身体和大脑进行维护，对记忆进行整理。如果维护得好，那么睡眠质量也会提升。深度睡眠最深的时间段是入睡后大约 90 分钟，我将其称为"黄金 90 分钟"。

入睡后大约 90 分钟，完成深度睡眠之后，大脑就会开始浅度睡眠。一直到天亮之前这个循环会重复 4 ~ 5 次。随着时间的推移，深度睡眠逐渐不再出现，浅度睡眠的时间变得越来越长。

---

① REM 睡眠，指快速眼球运动（Rapid Eye Movement）睡眠，在此睡眠阶段，眼球会快速移动，同时身体肌肉放松。——编者注

② 非 REM 睡眠，指没有快速眼球运动的睡眠。——编者注

　　浅度睡眠是"会做梦的睡眠"。因为身体在睡眠，所以肌肉都非常松弛，但大脑和醒着的时候一样活跃。浅度睡眠又被称为REM 睡眠，REM 是 Rapid Eye Movement（快速眼球运动）的首字母缩写。人在做梦的时候眼球会非常快速地移动，而在对动物的睡眠进行记录时，并没有发现这种情况，由此可见，REM 睡眠是人类所特有的悖论式睡眠。但 REM 睡眠不一定全都是浅度睡眠，所以在本书中也将其称为（大脑和身体）"失同步睡眠"或"异相睡眠"。

　　因为打盹儿和小憩几乎没有进入深度睡眠，都是浅度睡眠，所以很难让大脑得到维护。

Q 什么是"黄金 90 分钟"？

A | 对身体进行维护、最深度睡眠的时间

入睡后大约 90 分钟，是深度睡眠的"黄金 90 分钟"。为什么称为"黄金"呢？因为在这 90 分钟里，以下 5 个重要的生理现象最为活跃：

1. 大脑与身体的休息；

2. 整理与巩固记忆；

3. 调节激素平衡；

4. 提高免疫力；

5. 消除大脑中的废弃物。

一直到 20 世纪 50 年代，人们都普遍认为"睡眠只是为了消除身体上的疲劳"。因为科学家也对睡眠问题缺乏重视，所以一直没有将其作为研究的对象。如果睡眠只是为了让身体得到休息，那躺着就行了，根本不用睡觉。实际上，睡眠是更加重要的

"对大脑和身体的维护"。

利用"黄金 90 分钟"让大脑和身体得到休息

虽然我们的大脑和身体在白天的时候会在一定程度上进行修复，但也有一些维护只能在睡眠中进行。

打个比方，就像白天的时候，餐厅需要提供餐品并接待顾客，至于打扫卫生、清洗餐具以及维修等工作只能等到关门后进行。

同样，白天的时候大脑和身体都非常繁忙，需要运动、思考、消化食物……这些生命活动需要消耗大量的能量。所以，在深度睡眠的"黄金 90 分钟"，大脑和身体需要进行充分的休息和维护。

睡眠的模式与睡眠的作用　什么是"黄金 90 分钟"？

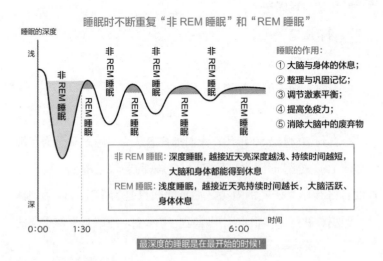

睡眠时不断重复"非 REM 睡眠"和"REM 睡眠"

睡眠的深度
浅

非 REM 睡眠
REM 睡眠

非 REM 睡眠
REM 睡眠

非 REM 睡眠
REM 睡眠

非 REM 睡眠
REM 睡眠

睡眠的作用：
① 大脑与身体的休息；
② 整理与巩固记忆；
③ 调节激素平衡；
④ 提高免疫力；
⑤ 消除大脑中的废弃物

非 REM 睡眠：深度睡眠，越接近天亮深度越浅、持续时间越短，大脑和身体都能得到休息
REM 睡眠：浅度睡眠，越接近天亮持续时间越长，大脑活跃、身体休息

深

时间
0:00　1:30　6:00

最深度的睡眠是在最开始的时候！

失同步睡眠是身体在睡眠但大脑清醒的状态，所以会做梦。在这种状态下，大脑正在对记忆进行整理，或者在为起床做准备。

而非 REM 睡眠则是休息的睡眠。此时人体的心率会降低，自主神经中的交感神经的活跃度下降。因此，这是"包括血管在内的大脑与身体的休息"。受损的血管也会在此时得到修复，就像一般市政工程都会在夜晚道路上车辆比较少的时候维修公路一样。反之，如果不能得到适当的休息，睡眠时的血压和心率都不会下降，血管就一直得不到修复，从而增加脑出血和心梗等心脑血管疾病的风险。

患有睡眠呼吸暂停综合征等睡眠障碍的人，以及累积了太多睡眠负债的人，在睡眠的时候血压也不会下降。一般来说，人在睡眠的时候血压要比清醒的时候低，如果在睡眠的时候血压不下降的话，就会使血管受到损伤，引发动脉硬化、缺血性心脏病以及脑血管疾病。

日本人死亡原因排名排在第二位的就是心脏病，第四位是脑血管疾病，所以从 40 岁开始就应该充分地利用"黄金 90 分钟"来对血管进行维护。

利用"黄金 90 分钟"提高免疫力

"黄金 90 分钟"还会释放出大量的生长激素。

可能有人会说："这是中小学生的问题吧，我都已经过了长身体的年龄了。"

实际上，人的一生都会分泌生长激素。虽然随着年龄的增长，生长激素的分泌量会大幅减少，使我们的身体不再继续成长，但生长激素与免疫力之间也存在着紧密的联系。"我这个年纪已经不会再长身体了，所以不需要生长激素"，这种想法是完全错误的。生长激素是新陈代谢之源，具有促进肌肉发育的作用。当然，也有强健骨骼的作用。我们的皮肤与骨骼都在不断地进行着新陈代谢，即便上了年纪之后也一样。

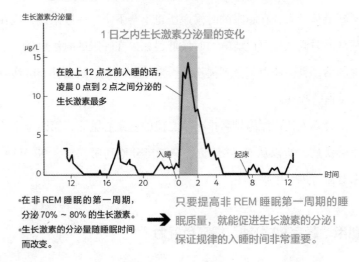

最初的非 REM 睡眠是分泌生长激素的关键[①]

生长激素分泌量

1 日之内生长激素分泌量的变化

µg/L

在晚上 12 点之前入睡的话，凌晨 0 点到 2 点之间分泌的生长激素最多

入睡　　起床　　时间

· 在非 REM 睡眠的第一周期，分泌 70% ~ 80% 的生长激素。
· 生长激素的分泌量随睡眠时间而改变。

只要提高非 REM 睡眠第一周期的睡眠质量，就能促进生长激素的分泌！保证规律的入睡时间非常重要。

① 根据布鲁塞尔自由大学 Van Coevorden 等人制作的图片修改而成（1991 年）。

2021 年 4 月,我担任研究顾问的 BRAIN SLEEP 公司面向 1 万人进行了在线调查,发现感染新冠的患者都存在睡眠质量差的问题。尤其是睡眠呼吸暂停综合征患者感染新冠的风险更高,睡眠质量也更差。

关于睡眠呼吸暂停综合征我将在后文中详细说明,因为会增加感染新冠的风险,所以即便从预防新冠感染的角度来说,也建议这类患者去接受正规的治疗。

Q 入睡时间太晚，在"黄金 90 分钟"睡不着

A 几点睡都没问题

"黄金 90 分钟"能够调节激素平衡和自主神经，使心灵与大脑都焕然一新。患有抑郁症的人在入睡后难以出现非 REM 睡眠，即便出现了，持续的时间也很短，在这种情况下，不管睡多久都难以消除疲劳，这样就会陷入恶性循环。了解这一点之后，相信大家应该知道入睡后最初的深度睡眠——"黄金 90 分钟"究竟有多重要了吧。

"凌晨 0 点之前是黄金 90 分的开始"是谎言

我经常听到有人说，"因为工作的关系难以在凌晨 0 点之前就寝，无法把握黄金 90 分钟"，这完全是一种误解。

我要很正式地向大家声明：不管晚上 10 点入睡，还是凌晨 2 点入睡，在入睡后最初出现的深度睡眠时间都是"黄金 90 分钟"。即便在凌晨 0 点之前入睡，如果入睡后没有出现深度睡眠的话，

那也不是 "黄金 90 分钟"。

为什么很多人都有这样的误解呢？因为如果 "入睡后就是黄金 90 分钟"，那么人们就想知道一个基准，也就是 "应该几点入睡才好"。一般来说，保证 7 小时左右的睡眠是最理想的状态，而每天早晨 6 点到 7 点起床的话，逆推一下就会得出 "应该凌晨 0 点之前入睡" 的结论。从这个结论出发，又演变出 "如果不在凌晨 0 点之前入睡就无法把握黄金 90 分钟" 这一说法。

美容领域甚至还发展出 "晚上 10 点到凌晨 2 点之间是肌肤的 '灰姑娘时间'" 之类的说法。理由是 "在这个时间段会大量分泌（生长）激素"。但实际上，如果没有进入深度睡眠的话，并不会分泌这种魔法一样的激素，自然也没有什么所谓的 "灰姑娘时间" 了。总之，几点睡觉都没关系，关键在于如何让入睡之后的非 REM 睡眠具有足够的深度和长度，足以持续 90 分钟。为了实现这一目标，我可以给大家提供一些提示。在接下来的课程之中，我将按照提示的顺序逐一进行介绍。

在当今社会，随着生活方式和工作方法的多样化，因为育儿、介护、倒班工作而无法 "在凌晨 0 点之前入睡" 的人和无法保证理想的睡眠时间的人非常多。即便无法保证 "7 小时的理想睡眠"，至少能够保证 "黄金 90 分钟"。

只需要付出最小的努力就能取得最大的效果——这就是 "黄金 90 分钟"。

Q 只要睡眠充足就能预防新冠吗？

A | **不能，睡眠呼吸暂停综合征的患者即便睡眠时间很长也有很高的感染风险**

不仅新冠，很多传染病都与睡眠存在很深的联系。

美国每年都有 2 万人到 6 万人死于流感，为了减少传染病的死亡率，美国也重视起了睡眠问题。如果累积睡眠负债，睡眠质量下降的话，就会出现以下情况：

1. 增加感染风险；

2. 降低免疫力；

3. 即便打了疫苗也难以产生抗体；

4. 感染后恢复缓慢、容易出现重症。

流感与睡眠之间存在的上述关系已经通过各项实验与研究得到了证实。

前文中提到的 BRAIN SLEEP 公司面向 1 万人进行的在线调查中，包括 144 名新冠感染者。这些感染者中 75.7% 为二三十岁的年轻人。

"这些感染者是否存在睡眠负债，睡眠质量是否很差？"

带着这样的疑问，我们又进行了更深入的调查，结果发现 35.4% 的感染者都患有睡眠呼吸暂停综合征。这个调查结果可以说非常惊人。因为没有感染的人群患有睡眠呼吸暂停综合征的比率只有 2.7%，也就是说，患有睡眠呼吸暂停综合征的人感染新冠的风险是普通人的 13.1 倍。

睡眠时出现窒息？睡眠呼吸暂停综合征的可怕之处

睡眠呼吸暂停综合征指的是在睡眠的时候 1 小时之内出现 15 次以上（中等程度以上）呼吸暂停的疾病。重症的话，甚至在 1 小时之内会出现 60 次呼吸暂停，也就是每 1 分钟就有 10 秒以上处于窒息的状态。因为在睡眠时出现窒息，所以不能进入深度睡眠。这就会导致睡眠质量下降、频繁清醒、白天的时候犯困。

睡眠呼吸暂停综合征会引发高血压、糖尿病、心肌梗死、脑梗死等许多疾病，重症患者如果不及时治疗，"大约 40% 的人会在八九年之后死亡"。这个调查结果非常可怕。

患有睡眠呼吸暂停综合征的人免疫力也会下降。

美国有一项调查结果表明，"因为睡眠呼吸暂停综合征而前来医院就诊的患者，与普通人相比，感染新冠的风险高 8 倍"。但我们的调查因为是将新冠感染者和非感染者分开进行的，所以结果会更加准确一些。

睡眠呼吸暂停综合征的治疗效果 [1]

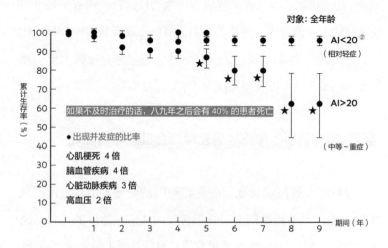

对象：全年龄

AI<20 [2]
（相对轻症）

AI>20
（中等～重症）

如果不及时治疗的话，八九年之后会有 40% 的患者死亡

● 出现并发症的比率

心肌梗死 4 倍
脑血管疾病 4 倍
心脏动脉疾病 3 倍
高血压 2 倍

累计生存率（%）

期间（年）

年轻的、清瘦的女性也需要注意

对在线调查的结果进行分析时，我还有一个惊人的发现。

---

[1] He, J., et al., *Mortality and apnea index in obstructive sleep apnea. Experience in 385 male patients.* Chest, 1988. 94（1）：p. 9–14.

[2] AI 是 apnea index 的缩写，即呼吸暂停指数。

"感染新冠的患者里近 70% 都是身材清瘦的年轻人，其中近 40% 的人患有睡眠呼吸暂停综合征。"

在美国，睡眠呼吸暂停综合征被认为是"肥胖中年男性病"。大声地打呼噜是这种疾病最明显的特征，这是因为软组织压迫气管影响呼吸导致的。

但包括日本人在内的东亚人种，大多面部比较平缓，下颚部也向内收缩。也就是说，即便没有软组织的压迫，气管部位原本就相对狭窄，所以更容易患上睡眠呼吸暂停综合征。

不管是小孩还是年轻女性，即便身材并不肥胖，也有患上睡眠呼吸暂停综合征的可能性。因为这种疾病可能引发多种其他的疾病，而且会增加感染新冠和流感的风险，所以感觉自己睡眠有问题的人请一定要到医院的睡眠门诊进行一下检查。只要在睡眠时佩戴治疗用的口罩，或者使用扩张气管的设备对气管进行加压，就能使睡眠呼吸暂停综合征得到明显的改善。

Q 请通俗易懂地说明一下新冠与睡眠之间的关系

A 睡眠质量差确实会增加感染新冠的风险

新冠和流感分为轻症（和普通感冒一样）与重症（引发非常严重的疾病）。医生和研究人员主要关注的是重症的预防与治疗。

病毒抗体进入大脑的"嗜睡性脑炎"

睡眠医学中最著名的与全球范围大流行疾病相关的报告，当属揭示西班牙流感与"嗜睡性脑炎"之间关系的报告。

大约在 100 年前爆发的西班牙流感因为也是全球范围流行的传染病，所以经常被拿来与新冠进行对比，当时西班牙流感大约感染了 5 亿人口，约占世界总人口的 27%，其中约有 1 亿人死亡。同一时期，在欧洲还出现了"嗜睡性脑炎"。1917 年，奥地利的病理学家康斯坦丁·冯·艾克诺默通过对患者遗体进行病理解剖发现了这种疾病。

嗜睡性脑炎有发烧、咽喉疼痛、头痛等与感冒十分相似的症

状，但还有白天头昏脑涨、看东西有重影、嗜睡、睡眠时间昼夜
颠倒等症状。此外，有些患者还出现了帕金森病的后遗症。该疾
病在欧洲流行的 4 年间，有大约 500 万人感染，其中 150 万人死
亡，是非常严重的疾病。

当时患者的肺部和脑部等组织被保存了下来，经过现代科学
的检测发现，嗜睡性脑炎患者都感染过西班牙流感，并且在肺部
等组织中检测出了流感病毒。但在对脑部组织进行检测时，并没
有检测出病毒。这说明嗜睡性脑炎并非流感病毒直接进入大脑引
发炎症导致的脑炎，而是一种被称为"脑病"的、因为过度的免
疫反应而导致的脑炎。脑病有时候是因为抵抗病毒的抗体进入大
脑而引起的。虽然考虑到组织的保存方法和检测方法可能会出现
一定的误差，所以不能得出准确的结论，但在大脑和脑脊髓液中
检测出了病毒抗体是千真万确的。此外，除了抗体之外，人体还
会产生免疫细胞，但一般情况下这些都是不会进入大脑的。因为
大脑拥有一层免疫屏障，免疫细胞和抗体难以进入大脑。顺带
一提，经过现代 PCR 检测① 发现，西班牙流感属于 H1N1（RNA
病毒）流感的一个分支。

---

① PCR（Polymerase Chain Reaction，聚合酶链反应）检测是利用体外
扩增技术，针对多种病原体（如细菌、病毒、真菌）的 DNA 或 RNA
进行的一项检测。——编者注

根据最新的科学检测结果，再结合艾克诺默的解剖报告，可以得出这样的结论：感染流感病毒后引发过度的免疫反应，免疫反应对大脑中的下丘脑以及脑干部分造成了破坏从而引发脑病。

大脑的"安保系统"被破坏了

我们的身体之中遍布血管。养分、氧气以及激素等一切身体所需的物质就像奔驰在高速公路上的汽车一样，通过血液在全身流动和传递。

只有大脑是特别的。为了避免多余的杂物进入大脑，大脑会对流通的物质进行严格的限制。大脑就像一座城堡，通过一个名为"血脑屏障"的"安保系统"对一切进入大脑的物质进行检查，并且将绝大多数的物质拒之门外。

而患有嗜睡性脑炎的人，大脑中很有可能存在抵抗流感病毒的免疫抗体。也就是说，免疫抗体突破了血脑屏障，强行进入大脑之中。这个抗体本来的作用是与病毒战斗，进入大脑之后就会对结构与流感病毒相似的大脑组织和部位进行攻击，从而引发疾病。

直到现在人们仍然没有发现嗜睡性脑炎的病原体，加之绝大部分嗜睡性脑炎的患者都感染了西班牙流感，并表现出特定的脑炎症状。因此，认为嗜睡性脑炎是感染流感后引发的流感脑病、是免疫反应对大脑造成破坏而导致的这一结论逐渐成为主流。

综上所述，嗜睡性脑炎就是病毒抗体和人体自身的免疫细胞突破血脑屏障所引发的疾病。

从睡眠呼吸暂停综合征开始推倒疾病的多米诺骨牌

我主要研究的"发作性睡病"，是一种在白天也会频繁地遭受猛烈困意袭击的疾病。

人体内有一种叫作"促食欲素"的用于传达清醒的神经递质，患有发作性睡病的人，体内产生促食欲素的神经元明显减少。患有发作性睡病的人在受到惊吓和大笑时，全身的肌肉会不受控制地脱力（医学上将这种症状表现称为"猝倒症"），这也被证实是缺乏促食欲素引起的。此外，患有发作性睡病的人在入睡时还会出现幻觉，感觉身体麻痹甚至一动不能动。

那么，是什么原因导致促食欲素减少的呢？最近斯坦福大学的研究者及其他研究者的研究结果表明，这与自身的免疫细胞错误地攻击神经元有关，也就是说，属于自身免疫性疾病。

与器官移植的排斥反应等相关的组织相容性抗原（HLA）等遗传因素对自身免疫性疾病有很大的影响，因此拥有特定组织相容性抗原的患者才会出现发作性睡病。不过，只有这种遗传因素并不会引发发作性睡病，还需要病毒感染或者脑外伤等其他因素的影响。

还有一个与嗜睡性脑炎的发病机理很相似的情况，2009 年猪流感爆发时，接种疫苗的人和感染的人中都出现了发作性睡病患者。不过，与嗜睡性脑炎症状的不同之处在于，患者出现白天嗜睡、猝倒、全身麻痹等症状，与原发性发作性睡病完全无法区分。在这些病例中，患者无一例外地拥有发作性睡病特有的组织相容性抗原。这说明感染猪流感或者接种疫苗导致的免疫反应引发了典型的发作性睡病。更耐人寻味的是，猪流感与西班牙流感同属于 H1N1 型流感。这似乎可以从侧面证明 H1N1 流感很容易引发自身免疫性疾病，而且这种免疫反应会攻击下丘脑和大脑中控制清醒的部位。

不仅新冠能引发多种疾病，普通感冒也是"万病之源"，可能引发各种严重的疾病。新冠虽然会引发嗅觉和味觉丧失、欲望降低等中枢神经症状，但万幸的是关于引发脑炎和脑病的报告十分少见。

因为涉及我的专业领域，所以不小心解说了这么多，让我们将复杂的内容放到一边，只要知道睡眠负债和睡眠质量下降会使人容易患感冒、睡眠质量差与睡眠呼吸暂停综合征之间有很大的关系就好。

为了不让时间短、质量低的睡眠成为推倒"疾病的多米诺骨牌"的第一张"骨牌"，请认真地提升睡眠质量吧。

Q 未来的睡眠会如何改变？

A | 解开"冬眠之谜"或许就能更好地探索宇宙

很多人的失眠其实是假性失眠、提高睡眠质量的关键在于"黄金 90 分钟"、睡眠呼吸暂停综合征的危险性……第 2 章的内容基本包括了我想要传达给大家的"睡眠的基础知识"。关于免疫、脑病以及发作性睡病的内容稍微有些复杂，但从第 3 章开始，我将对提高睡眠质量的方法进行通俗易懂的解说。

考虑到脑病与疾病风险等内容可能会给大家带来一定的心理压力，所以在第 2 章的最后，我想补充一些轻松的内容。

曾经有小学生提出过这样的问题："未来的人类可以不睡觉吗？"我想这恐怕是不可能的。但未来的睡眠可能会发生巨大的变化，而关键就在于"冬眠"。

冬眠后仍然处于深度睡眠状态的松鼠们

20 世纪后半叶，斯坦福的研究者提出了一个有趣的假设。

"如果能够解开冬眠之谜，睡眠研究或许会取得飞跃性的进展。"动物冬眠时，它们的身体会长期处于体温下降、心跳数减少的状态，如果能够对动物冬眠时的大脑进行研究，就能发现冬眠特有的变化以及引发这种变化的部位。

正如前文中提到过的那样，睡眠研究是从 20 世纪 50 年代才开始的比较新的课题，所以还有许多未解之谜。冬眠就是其中之一。

斯坦福的研究者曾对北美很常见的花栗鼠进行了实验。长着毛茸茸大尾巴的花栗鼠每年秋末到春初这段时间都会冬眠，短则 1 个月，长可达 3 个月。斯坦福的研究者找到几只花栗鼠，等到它们团成一团冬眠的时候故意将它们弄醒，然后让它们继续冬眠。

不管是人还是松鼠，在正常的睡眠并清醒后，一种名为"睡眠压力"的能量就会减少，即便再次入睡也无法进入深度睡眠。可以简单地理解为入睡后睡眠压力减少于是困意消失。在起床并活动了一天之后，睡眠压力再次累积，到了晚上困意使人入睡。

如果松鼠的冬眠与睡眠的机制相同，那么冬眠后睡眠压力也应该减少，即便再次入睡也无法进入深度睡眠。但研究人员对花栗鼠们的脑电波进行监测后发现，即便在冬眠时将花栗鼠们弄醒，然后让它们继续冬眠，它们仍然能够进入深度睡眠。而且冬眠的时间越长，睡眠压力增加得越多。由此可见，冬眠与睡眠完全不同，冬眠时的身体处于持续清醒与新陈代谢降低的状态。

不冬眠的小白鼠在筑波冬眠

德门特教授 20 年前就发表过"睡眠与冬眠完全不同"的论文，发表前被退回了好几次。德门特教授却并不在意，他说现在已经被看作是常识的 REM 睡眠在发表前也被退回了好几次，或许世间大多数重要的发现都会经历这样的过程。

现在的科学研究已经证明，冬眠实际上并非单纯的睡眠。

松鼠在冬眠前会把洞穴挖深，将果实等收集起来，然后钻进洞里睡觉。有时松鼠会醒过来，吃一些橡实之类的东西然后接着睡，吃的东西会被排泄出来。而熊在冬眠之前会吃大量的食物储存脂肪，进入冬眠后就既不吃喝也不排泄，但也会时不时地醒过来。

2020 年，筑波大学的樱井武等人的研究证明了睡眠和冬眠有明显的不同。他们发现，即使是原本没有冬眠习性的小白鼠，只要刺激下丘脑中的神经细胞群，也能人为地使其进入冬眠状态。

进入冬眠状态的动物，无论是松鼠、熊，还是小白鼠，都不需要太多氧气，体温降低代谢就会下降。以小白鼠为例，通常150 次 / 分钟左右的心率会下降到 20 次 / 分钟，通常 39℃的体温会下降到 20℃左右。在正常情况下，如果代谢低到这种程度，会对身体造成一定的损伤并引发后遗症，但在冬眠的情况下则没有任何问题。

原本不会冬眠的小白鼠，通过刺激大脑的神经细胞群也能进入冬眠状态（低代谢状态），却不会进入正常的睡眠状态，所以很明显冬眠和睡眠是不同的。不过，正常的睡眠和这些神经细胞之间存在怎样的关系，目前还没有完全搞清楚。

一边冬眠一边前往火星旅行？

因为小白鼠本身能够根据外界的情况自发地进入一种被称为"迷你冬眠"的伴随着行动抑制的低代谢状态，所以人类是否能够和小白鼠一样在人为的刺激下进入冬眠呢？这个问题虽然目前还是一个未知数，但可能性是存在的。

也许我们的祖先就曾经通过冬眠来度过寒冬——研究人员研究了最近在西班牙的洞穴中发现的 30 多万年前的人类化石，发表了这样一个令人惊讶的结论。通过对早期的人类骨骼进行的研究发现，"这些古人在一年中有几个月的成长处于停止状态"。假如真是如此，生活环境严峻的古人可能有冬眠的习性。顺便一提，这个结论也是刚刚被提出来的，也有被反驳的可能。

如果人类真的能够进入冬眠，我们的未来将会有很大的改变。就像电脑的休眠模式一样，人类将可以"停止时间"。

现在患有不治之症的人，可以通过冬眠等待新的药物或手术方法的出现。

此外，2021 年 9 月，埃隆·马斯克的 SpaceX 公司成功发射火箭，首次实现了没有宇航员参加的太空旅行。日本的企业家前泽友作也参加过一次太空旅行。在太空旅行期间，如果能够进入冬眠的话，就可以使移动距离扩大。"单程需要 400 天"的火星之旅的负担也会减轻不少。如果能在太空旅行的过程中进入冬眠，年龄增长的坏处就会被控制在最低限度。

话虽如此，比起太空我对地球更感兴趣，冬眠是解开睡眠之谜的关键。一想到睡眠的未来可能也会改变，我就感到非常期待。

第 **3** 章

首先从这里开始！

"舒适地入眠" 的课程

Q 因为入睡困难而苦恼

A 关掉"清醒开关"

很多人因为睡不着而烦恼。

满脑子都是工作的事。总是想起白天讨厌的事。虽然没有什么特别的原因,但就是想睡也睡不着。

在这些人中,经常会出现过度紧张、过度清醒的情况。

白天的时候,任何人都很紧张且清醒。正因为如此,我们才能工作、学习、进行复杂的对话等活动。还能迅速地避开危险以防发生事故。也就是说,大脑和身体的"清醒开关"是"开"着的。

入睡困难的人,就不能轻松地"关"掉这个"开关"。躺在床上也和醒着的时候一样紧张,是清醒状态。结果就是一遍又一遍地翻身,"想睡觉却睡不着"。

艺术家中有"一直坚持绘画等创作,到了极限就'开着开关睡',这样到第二天早上醒来就能够立刻继续创作"的人,但如果普通人每天都这么做,会降低睡眠质量并损害健康。

"清醒开关"难以关闭

在我们的身体之中有能够让我们在紧张状态下清醒的"开关"。

比如众所周知的多巴胺就是最有代表性的清醒开关。它被认为与紧急情况和下意识的清醒有关。即使半夜睡着了，如果发生地震或者电话铃响我们马上就能醒来，就是多巴胺起的作用。

去甲肾上腺素、组胺和5-羟色胺是与多巴胺相同的被称为"单胺"的神经递质，这些神经细胞在清醒时非常活跃。同属于单胺的去甲肾上腺素起始核，不仅与清醒有关，也与注意力和情绪存在关联。

不知不觉又跑题了，我想告诉大家的是，能够打开清醒开关的神经递质有很多，但与之相对，能够关闭清醒开关使人进入睡眠的神经递质却只有1～2种，非常少。显然，组胺也会使人清醒。服用抗组胺的安眠药物，不仅会导致困倦，而且会使注意力变得松散。完全的清醒不仅仅是睁开眼睛，还需要注意周围的环境，察觉危险并迅速做出判断。

从进化的过程来说这也是理所当然的。在严峻的环境下，如果不能马上打开清醒开关的话就会被野兽吃掉。起床之后就需要立即寻找食物。我们的祖先白天一直在寻找食物，所以到了晚上这些与清醒有关的神经细胞停止活动后，自然就会睡着了。因为那个时候没有灯也没有夜晚的娱乐活动，所以祖先都没有"入睡困难"的问题，也不需要关闭"清醒开关"。毕竟在当时的环境下，紧急用的清醒开关也不能关闭。也就是说，清醒开关很难被关闭。

将失眠的要因组合起来

虽然现在科学界并没有完全搞清楚失眠的机制，但推测引起失眠的原因大致可以分为三种：1.身体疾病和精神疾病导致的失眠；2.药物影响导致的失眠；3.生理和心理因素导致的失眠。

失眠是一种"综合征"，目前科学家们并不知道失眠是否都是由相同的原因引起的，可能是多个因素综合在一起引起的。如果失眠对你的日常生活造成了严重的影响，可能是像 1 那样由疾病引起的，或者是像 2 那样与药物有关，也可能是三个原因混合在一起引起的。如果你有失眠的症状，最好找睡眠专科医生检查一下。

如果是第三种生理和心理因素引起的失眠，对生活的影响不太严重，可以自己尝试进行改善。很多因为失眠而苦恼的人都存在 3 的要因，不妨尝试一下接下来我介绍的方法吧。

关闭开关的方法在于体温和大脑

人类在入睡时，皮肤的血流量增加，身体表面的温度（脸部和手脚的体感温度＝体表温度）上升，通过从皮肤散热使身体内部的温度（体内温度）下降。清醒时，体表温度和体内温度的温差约为 2℃，入睡时体内温度下降，两者的温差缩小到 1.2℃左右。

降低体内温度，缩小与体表温度的温差。这是关闭由体温影响的清醒开关，进入睡眠模式的方法之一。

关闭清醒开关的方法之二，是将大脑改变为放松模式。入睡困难的人，请降低体温并让大脑放松吧。

体内温度与体表温度在一日内的变动[①]

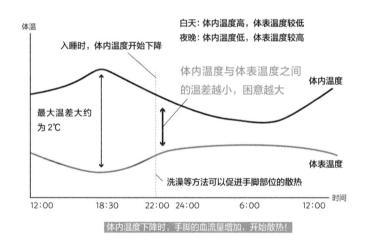

体温

白天：体内温度高，体表温度较低
夜晚：体内温度低，体表温度较高

入睡时，体内温度开始下降

体内温度与体表温度之间
的温差越小，困意越大

体内温度

最大温差大约
为 2℃

体表温度

洗澡等方法可以促进手脚部位的散热

12:00　　18:30　　22:00 24:00　　6:00　　12:00　时间

体内温度下降时，手脚的血流量增加，开始散热！

①《斯坦福高效睡眠法》、K. Krauchi, and A. Wirz-Justice, *Am J Physiol*, 1994. 267:819-829.

Q 泡澡和淋浴，哪一个能促进睡眠？

A | 不同时间段的效果不同

美国人大多没有泡澡的习惯，日本人大多喜欢泡澡。将泡澡作为降低体内温度、促进睡眠的开关非常合适。

人类是恒温动物，所以体内温度的变化不大，但白天仍然会变高，睡觉时会变低。虽然也有人认为洗澡会使人体温升高反而对入睡起相反的作用，但实际上，暂时上升的体温很快就会下降。例如泡澡 15 分钟左右，体表温度和体内温度都会上升。泡澡切忌水太热和泡太长时间。刺激太强的话交感神经就占优势了。在 38℃ ~ 40℃ 的温水中浸泡 15 分钟左右比较好。

当体温缓慢上升的时候，因为体温上升对身体来说是危险信号，所以人体会通过出汗、从手脚散热等方式降低体表温度和体内温度，保持体温恒定。

泡完澡 1.5 小时到 2 小时后，已经恢复到原来温度的体内温度会进一步下降，和体表温度之间的温差缩小到 1.7℃ 左右。如果你在这个时候入睡，清醒的开关就会关闭。因为身体已经处于睡眠模式,所以会很容易睡着,很快得到"黄金 90 分钟"睡眠。

马上要睡觉之前泡澡是入睡的大敌

泡澡后,上升的体内温度恢复原状再进一步下降所需的时间为 1.5 小时到 2 小时。也就是说,泡澡后的 2 小时内体内温度没有完全下降,这时很难入睡。

因此,在马上要睡觉之前泡澡反而会影响入睡。在这种情况下最好洗个淋浴,或者在 38℃左右的温水中短时间泡澡。

顺便说一下,早上泡澡的话也会在泡完澡 1.5 小时到 2 小时后犯困,导致开始工作的时候精神恍惚,所以不推荐早上泡澡。

为了睡个好觉,应该在正确的时间段选择正确的洗澡方式——泡澡或淋浴。最近很流行桑拿浴,经常听人说洗完桑拿浴之后睡得很好,能进入深度睡眠。桑拿浴和泡澡一样,暂时上升的体内温度会因为皮肤散热而下降,当然会使人犯困。有氧运动能够促进睡眠,延长深度睡眠的时间,这已经是众所周知的事实。桑拿浴虽然不是有氧运动,但能够使人产生比较舒适的疲劳感,能调节自主神经,所以也对睡眠有正面的影响。需要注意的是,桑拿浴也和泡澡一样,要选择在正确的时间进行。

Q 晚餐后有小憩一会儿的习惯，结果躺在床上就睡不着了

A | **最好将入睡的"时间和场所"固定下来**

　　睡眠习惯最好能够固定下来。总是保持在同一时间睡觉，同一时间起床。如果可能的话，最好连场所也保持一致，"始终如一的环境"是最理想的。

　　因为我们的身体遵循"昼夜节律"，昼夜的变化、体温的变动、睡觉的时机等都受昼夜节律的影响。如果能够形成稳定的规律，比如稳定的体温变化的节奏，那么睡眠当然会变好，深度睡眠也会延长。只要保持有规律的生活，身体就会产生一定的节律。如果是有睡眠烦恼的人，那就固定睡眠的时间吧。人体的昼夜节律比 24 小时稍长，稍不注意就会向后偏移。特别是因新冠疫情而远程工作的人更是如此。虽然要做到保持固定的节律并不容易，但可以同一时间睡觉、同一时间起床为基础，努力创造健康的昼夜节律并将其维持下去。

打盹儿之后就很难进入深度睡眠

如果不小心在客厅里睡着了，因为客厅是既明亮又嘈杂的地方，所以入睡后很难出现"黄金 90 分钟"。而这种稍微睡一下之后又重新上床睡觉的"小憩 + 重新入睡"模式其实是有坏处的。睡眠压力最多的"黄金 90 分钟"是一晚睡眠中最重要的时间，如果不能在最合适的睡眠环境中度过非常可惜。

为了分析睡眠的质量，科学家们进行过"6 小时连续睡眠"和"分 3 次睡，每次睡 2 小时"的比较研究。

深度的非 REM 睡眠大多出现在入睡后的"黄金 90 分钟"，之后会替换为会做梦的 REM 睡眠。一直到天亮为止，非 REM 睡眠和 REM 睡眠会更替 4 ~ 5 次，越临近醒来的时候 REM 睡眠的时间越长。

非 REM 睡眠的总时间越多就会"睡得越深"，6 小时连续睡眠和分 3 次睡眠相比，连续睡眠的非 REM 睡眠总时间更长。

你可以规定在卧室里"除了睡觉之外不做其他任何事"。禁止看书和看手机。"卧室是睡觉的地方"，只要在心理上养成习惯就会更容易入睡。这些改正不良习惯的方法也是失眠认知行为疗法的基础。

Q 想睡觉却怎么也睡不着。是不是应该干脆就不睡了？

A 根据困不困采取不同的对策

想睡觉却睡不着，大致分为两种情况，需要根据不同的情况采取不同的对策。

情况 1：因为工作和课题，困了却没时间睡觉

如果有睡意的话那就睡吧。因为在困倦的状态下工作效率也很低，失误也会增加。与其勉强熬夜，不如先睡一觉通过"黄金90分钟"来消除疲劳。

具体来说，如果在必须完成工作的情况下感到困倦，就计算一下所需的工作时间，如果可以的话，设置一个 90 ~ 120 分钟后会叫醒的闹钟，然后立刻去睡觉。用深度的非 REM 睡眠好好地维护大脑和身体，然后在出现 REM 睡眠的时候醒来就好了。当然，我绝不建议你每天都这么做，但在临近截止日期等紧急状态时可以尝试一下。

情况 2：不困，上床也睡不着觉

经常有人问如果干脆不睡觉的话会怎么样。事实上，我们已经做过这样的实验。德门特教授就参与过这样一个实验。1965 年，美国当地报纸上报道了"美国男高中生挑战吉尼斯不睡觉纪录"的新闻，德门特教授为了进行研究而申请对挑战过程进行观察。包括德门特教授在内的工作人员轮流在高中生们有困意时去摇晃他们，与他们聊天，让他们打篮球，采取了各种令他们"不睡觉的办法"。结果，这些男高中生竟然连续 11 天没有睡觉。

挑战到后期，在有困意的时候，高中生们的行为变得异常：他们开始经常说错话，对一些微不足道的小事感到烦躁，似乎还出现了幻听和被害妄想。在困意很强的时候，他们就连简单的加法也会算错。但在没有困意的时候，他们的状态几乎没有受到任何影响，甚至还在和教授的篮球比赛中取得了胜利，在实验结束的第二天，他们睡了 14 小时 40 分钟后正常醒来。也就是说，如果人类有坚强的意志，即使 11 天不睡觉，也不会像动物一样死去。但人与人之间因为存在个体差异，所以请千万不要模仿。

失眠患者中有很多神经质的人，他们往往高估了自己的睡眠障碍，认为不睡觉就会死，结果导致更加睡不着。本书虽然强调睡眠的重要性，反复说如果不保证高质量的睡眠就会损害健康，但同时，正像上述高中生挑战纪录那样，即使不睡觉也不会死，所以没有必要担心。这是一种经典的精神疗法，通过理解患者的特性来帮助他们缓解焦虑。

　　睡不着的时候即便只是单纯地躺着也能够消除疲劳。但现在已经通过研究证明，睡眠的意义不仅仅是消除困倦和疲劳，所以只是单纯地躺着无法完成睡眠的所有功能。不过，这只是程度上的问题，即使极端状态持续 2 ~ 3 天也无须过于在意。我再重复一遍，是否需要找专门的医生就诊的决定性因素，是睡眠障碍是否对日常活动产生了影响。我要强调的是，我们并不是为了睡觉而活着，而是为了保证正常的生活而睡觉。

Q 哪些是对入睡有帮助的好习惯?

> **A** | 选择适合自己的好习惯组合成"积极的入睡习惯"

"我可以一边听音乐一边入睡吗?"

"听说薰衣草的香味对入睡有帮助,是真的吗?"

我在演讲会的提问环节经常会被问到类似的问题。音乐和香味等有助于入睡,被认为有放松大脑的作用。但我并不会逐个地判断这些习惯是"好"还是"坏"。即便有科学证据证明音乐和香味有助于入睡,但大脑会因什么而感到放松,其实是"因人而异"的。

应用心理学!消除"入睡坏习惯"的认知行为疗法

要想让大脑得到放松,我推荐心理学的认知行为疗法。它也被用于治疗睡眠障碍。简单来说就是,消除思想和行动上的"坏习惯"并将其替换成"好习惯"。

最典型的坏习惯就是"在卧室里做清醒的事情"。比如在床上看手机、看电视、读书，如果养成了这样的习惯，就会让自己觉得"进卧室不睡觉也没关系"，结果养成对睡眠有害的坏习惯。

如果在不困的时候去卧室，就会不自觉地开始看手机。因此，给自己规定"在没有困意时不去卧室"，在心里深信"卧室是睡觉的地方"就好了。

利用过去的成功经验来养成"入睡的好习惯"

我们知道睡眠障碍是由心理、外界和身体这三个因素引起的。在对室温、被褥、枕头等外界睡眠环境进行改善的同时，也要从心理方面进行改善。

对于"我可以边听音乐边入睡吗？"这个问题，如果你是曾经因为听音乐而睡得很好的人，那么答案就是"可以"，但你要是曾经因为听音乐而失眠的人，答案就是"不可以"。根据是否有"听着音乐容易入睡"这样的个人经历，答案是不同的。

我爱听落语，也习惯听着落语入睡。因为这是我"顺利入睡的成功模式"，所以我将其作为自己入睡的好习惯。最近，YouTube（一个视频网站）上也上传了很多只有音频的漫才（类似对口相声），我也开始听这些内容入睡。有趣的是，这些内容很多都被命名为"睡眠用"，由此可见，有不少人都会听着漫才入睡。

有研究表明莫扎特的音乐对入睡很有帮助，也有报告说具有放松效果的音乐可以使人睡得很好。自然界中的许多声音，比如小溪流淌的声音、海浪的声音、篝火的声音、虫鸣鸟叫等，都有波动。特别是"1/f 波动"，是不可预测的、不规则的波动，也可以说是"规则的声音"和"不规则的、随机的声音"和谐共存的波动。沉浸于这样的波动之中，大脑能够得到放松，所以睡觉前听的话可能会睡得很好。

莫扎特的乐曲中就包含"1/f 波动"，如果对美空云雀和宇多田光的歌曲进行分析，会发现其中也包含"1/f 波动"。但音乐除了旋律之外，还由音色、节奏、力度等构成，所以请选择适合自己入睡的音乐吧。

当然也有许多"喜欢在安静的环境下入睡"的人，这样的人如果听音乐的话，可能反而会变得难以入睡。

将成功经验组合成"积极的入睡习惯"

入睡时的习惯	具体行为
听声音	音乐、落语、海浪声、无声等
闻香味	薰衣草、香皂、无味等
喝东西	香草茶、麦茶、水等
做事情	换睡衣、做伸展运动、做瑜伽、写日记等

表格中都是过去成功经验的例子。可能有的人像我一样，"听YouTube上的搞笑音频就能睡得好"。大家可以试着找到适合自己的"积极的入睡习惯"。

只要通过积极的入睡习惯使自己得到放松，你就能关闭大脑的开关。在安眠药的临床试验中，"假药（安慰剂）"可能与安眠药一样有效。也就是说，如果你相信它是有效的，那你就能获得和预想一样的效果，这就是本书中介绍的"积极的入睡习惯"。可能有的人会因此而变得有些神经质，如果在入睡前没有做某件事就睡不着，结果反而成了"消极的入睡习惯"，从放松的角度来说，如果将积极的入睡习惯变成消极的入睡习惯肯定是错误的。

有助于睡眠的"睡眠科技"

如今，"睡眠科技"的市场正在迅速扩大。睡眠科技是指利用 IT 和 AI 等新技术对睡眠状况进行监测、分析和改善的服务与产品。充分利用具有这些功能的应用程序和智能手表等，或许有助于养成"积极的入睡习惯"。在美国，根据用户的情况制定个性化的失眠认知行为疗法的应用程序也在迅速普及。

根据 BRAIN SLEEP 公司进行的调查，在日本，为了提高睡眠质量而使用应用程序的人占日本总人口数的 5.6%，使用小型电子设备的人只占 4.3%，由此可见，睡眠科技在日本还不太普及。从年龄段来看，应用程序利用率最高的都是二十多岁的年轻人，而在小型电子设备方面，则是 60 岁以上的老年人利用率最高。

今后，与睡眠科技相关的市场可能会进一步扩大，如果你觉得适合自己的话，不妨也尝试一下吧。

Q "有助于睡眠的香味"得到了科学的证实吗？

A 虽然没有科学依据，但人类嗅觉的敏感度是味觉的 4 倍

香味已经融入了许多人的生活，市面上能够买到各种功效的香薰精油、香薰蜡烛，以及喷在枕头上的香氛等产品。

因为蜡烛有引发火灾的危险，所以不推荐用香薰蜡烛来帮助入睡，但如果过去尝试过有效果，可以将睡前使用香薰蜡烛加入到积极的入睡习惯之中。

如果说"科学依据"的话，确实没有足够的数据可以让我肯定地说香味助眠"有效"。即便有些研究结果证明香味具有放松大脑的功效，但作为研究人员，要想肯定地说"有科学依据"，需要对多项研究和论文进行综合验证，为了避免产生偏差进行"荟萃分析"。而现状是，不管是什么样的香味，大多数的研究结果都是：感觉"对入睡很有帮助"的人占 30% 左右，感觉"闻了香味反而睡不着觉"的人占 10% 左右。

虽说"闻着香味能够入睡的人更多"，但并没有任何一种香味可以"让所有人都容易入睡"，可见闻哪种香味能入睡还是存

在很大的个体差异。

鼻子比舌头更敏感的理由

如果你之前一次都没有尝试过香味助眠的话，不妨尝试几种"有助眠效果"的香味，如果能够顺利入睡，也可以将其作为积极的入睡习惯。可能会有人问："明明没有科学依据，为什么要这样做呢？"实际上，香味的影响力比我们想象的更大。

味觉和嗅觉有各自的受体，假设人类味觉的受体有 100 种的话，嗅觉的受体就是 400 种。也就是说，嗅觉"更加敏感"，而且"信息量更大"。

如果因为感冒或花粉症使嗅觉失灵，即便吃好吃的东西也尝不出味道。很多欧美人"不喜欢吃香菜"，其实并不是因为味觉有问题，而是因为嗅觉的受体出现了变异。他们在吃香菜的时候，感受到的不是味道而是气味。比起味道，他们更受不了香菜独特的香味，这也从另一个侧面证明了嗅觉受体的敏感度高。

香味能够直接传入大脑

吃东西时的味觉和摸到什么东西时的触觉，都会通过舌头、皮肤等"感觉器"传到大脑中。

如果吃的是巧克力，位于舌头味蕾上的味觉细胞就会捕捉到甜味化合物，并将其输入脑干，经由丘脑进入大脑皮层感觉区（味觉区）的传导路径，将"甜味"这一信息传达给大脑。

听觉和触觉也是经由丘脑传递，只有嗅觉是由鼻腔顶部的嗅觉细胞通过名为"嗅球"的大脑神经（而非经由丘脑）直接传递到大脑皮层嗅觉区（眶额皮层），也就是直接抵达大脑。

另外，嗅觉的一部分也和与记忆有关的海马体相连。此外，还有一个副嗅觉系统能够感知信息素等，通过与情感有关的扁桃体到达下丘脑。眶额皮层也与多个感觉区域相关联，气味的信息经过大脑各个不同部位的解释，引发思考、感情、行动等反应。嗅觉与寻找食物、捕捉外敌以及逃避危险等有关，是关乎个体自身生存的重要系统。

当我们处于睡眠中时，视觉和听觉在丘脑的影响下处于"感觉阻断"的状态，只有嗅觉处于"关了一半，但还有感觉"的状态。

嗅觉具有不同于其他感觉系统的特性，所以香味对睡眠的影响，或许还蕴藏着意料之外的可能性。

Q 绝对不能把手机带进卧室吗？

A 尽量不要，虽然不必对手机屏幕的蓝光过于担心，但手机还有其他的危害

　　根据某公司的调查，在 30 岁到 50 岁这个年龄段的人中，将智能手机放在枕头边的人有七八成。在 50 岁以上的人中，这个比例可能会低一些，但对于从孩提时代起就接触智能手机的一代人来说，这个比例会更高吧。

　　为半夜发生灾害或夜间的紧急联系做准备，想要消磨睡觉之前的时间，想使用闹钟功能……在机不离身的智能手机时代，"为了入睡而禁止将手机带入卧室"，恐怕很难做到。

蓝光的影响是能够避免的

　　"电脑和智能手机的蓝光妨碍睡眠"，之所以这么说，是因为蓝光的强烈刺激会抑制褪黑素的合成和分泌。

　　我们的身体在早晨天亮时进入交感神经占优势的活动模式，在晚上天黑后进入副交感神经占优势的放松模式。这是生物钟的

作用，可以通过饮食和从视网膜进入的光线进行调整。

太阳光包含所有波长的光，被称为"白光"。其中，短波长的蓝光会刺激视网膜中与视觉无关的受体，产生各种各样的影响，其中之一就是抑制褪黑素分泌。褪黑素是对睡眠和昼夜节律的调节起着重要作用的激素，主要在天色变暗、入睡前 3 ~ 4 小时的时间段内分泌。如果褪黑素的分泌被抑制，身体就会一直处于"早晨的清醒模式"，导致生物钟紊乱。因此，在白天和工作时被蓝光照射会起到清醒的作用，提高工作效率，但是睡觉前和睡觉时被照射则是不好的。

上述内容都已经是老生常谈了，所以很多人都知道。

十多年前，有一位斯坦福的学生找到我说：

"我们开发了能够防蓝光的滤镜。如果应用于智能手机上的话应该对睡眠有帮助，可以在睡眠实验室里测试一下吗？"

我很痛快地答应了他们，几天后，那个学生带着失望的表情来向我报告。

"已经有公司开发出同样的东西了。"

本来这位学生是有着"商品化之后大获成功"的期待的，他希望自己发明的滤镜能够像曾经非常昂贵的防蓝光滤光片一样热销。但现在 iPhone 手机上就自带这种功能，而且防蓝光滤镜也已经很便宜且容易买到了。另外，市面上还有能够防蓝光的眼镜。

也就是说，如果将手机切换到"夜间模式"，或者使用能阻挡蓝光的灯或眼镜，就可以避免蓝光的危害。可以说现在已经不必过度担忧蓝光了。

手机和床头灯不会影响入睡

光照对生物体的影响取决于光照强度、照射时长、照射时间以及光的波长，即使没有拦截蓝光的滤镜，由于智能手机产生的光量很少，所以从手机里发出的光并不足以严重地抑制褪黑素分泌。

另外，也经常有人问"睡觉的时候是一片漆黑比较好，还是开着灯比较好"。如果你喜欢一片漆黑，那一片漆黑没有问题，但有些人在一片漆黑的环境里反而会感到不安。另外，也有对点亮一盏夜灯完全不在意、睡眠也不受影响的人。

将有助于入睡的亮度也加入到"积极的睡眠习惯"之中吧。为了不让光线直接影响视觉，并且在半夜起床上厕所的时候避免危险，不妨考虑一下使用只会照亮地面的脚灯。

睡前不要看会引发紧张的"信息"

我有时也会将笔记本电脑带到卧室，但在睡觉前从不看邮件。因为即使我心里想着"就回复这么多吧"，实际上我也会一个接一个地回复而停不下来，甚至开始思考相关的悬而未决的问题，结果清醒的开关就会被打开，大脑就会进入活动模式。此外，我还曾经因为一封让人心情不好的邮件而整晚都睡不着觉。

如果"用手机看世界风景的视频，可以得到放松、睡得很好"，那没有任何问题，但如果是比较紧张刺激的内容，不管多么喜欢，最好也不要在睡前观看。

需要注意避免"半夜醒来的时候看手机，越看越精神"或"早上醒来后躺在床上看短视频不起床"这样不健康的生活模式。

活用手机和电视的"定时关机"功能

前文中提到，当我们处于睡眠中的时候，听觉和视觉处于"感觉阻断"的状态，不会接收声音和光线。尤其在"黄金 90 分钟"的非 REM 睡眠时，接收的通道是完全关闭的。

但在深度非 REM 睡眠之后，REM 睡眠和非 REM 睡眠会交替出现，睡眠深度也会发生变化。在 REM 睡眠的时候，灯光和播放的音乐会从稍微打开的通道中传进大脑。所以，如果半夜醒来看手机的话，人就会完全清醒过来。一边听音乐或看视频一边入睡的时候，最好活用"定时关机"功能。

关于智能手机的使用方法，因为我并非这方面的专家，所以我也不能下定论，但我建议最好与智能手机保持一定的距离，尤其在睡觉前避免会刺激大脑清醒的行为。

Q "自主神经正常就能睡好觉"，具体应该怎么做呢？

A | 尝试让眼睛和脖子部位变温暖吧

最近，自主神经的重要性已经逐渐得到了普及。正如前文中提到过的那样，自主神经控制着呼吸、心跳、体温等人体的各项重要功能，与睡眠也有很大的关系。

所谓"自主神经正常"，也可以理解为"两种自主神经能够正常地切换"。也就是说，白天交感神经占优势，晚上副交感神经占优势。

为了顺利入睡，要让副交感神经占优势

巨大的声响、强光、过强的气味、地震等剧烈的摇晃、刺激强烈的信息、剧烈运动等，这些妨碍入睡的事物都会促使人体进入交感神经占优势的"清醒模式"。反过来说，如果避开这些刺激，人体就会进入副交感神经占优势的"放松模式"。

当副交感神经占优势时，心率和呼吸会变得平缓，血管扩

张，血压下降。为了帮助副交感神经占优势，科学家们研究了声音、灯光、香味等各种方法，最有效的就是让眼睛周围和脖子感到"温暖"使血管扩张。

副交感神经的集束——迷走神经，正好穿过颈部并靠近皮肤，因此温暖颈部可以影响到副交感神经，使其占优势。有报告显示，温暖眼睛周围，可以通过影响三叉神经等脑神经使副交感神经占优势。剧烈的运动和用热水洗澡，都会提高交感神经的活跃度，延长入睡准备所需的时间，所以不推荐。用温水洗澡可以刺激副交感神经，有放松的效果。

"只是洗澡很难入睡"的人，可以尝试温暖眼睛和脖子周围，并将其作为自己"积极的入睡习惯"。现在用来温暖眼睛的眼罩很受欢迎，商家还开发了温暖耳朵的商品，这些都有一定的效果，可以短时间使用。

即使不去购买专门的商品，睡觉前用热毛巾在脖子上敷10分钟，对帮助副交感神经占优势也是有效的。

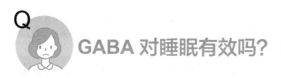
A | 作用机理还有不明确的部分

最近，市面上出现了许多含有 GABA 的食品和保健品，据说有促进睡眠、缓解压力等功效。很多人都听说过 GABA，但要是问"GABA 到底是什么"，恐怕很少有人能说得清楚。

GABA 并不是最新的入睡开关

GABA 是我们大脑中一种叫作 γ - 氨基丁酸的神经递质。前文中提到过，能够打开清醒开关的神经递质有多巴胺等好几种，但是关闭清醒开关，使人体进入睡眠的神经递质只有 1 ~ 2 种，GABA 就是其中之一。

但是，这并不意味着"摄取 GABA 就能放松身心并开始犯困"，因为从现在的科学研究结果来看，还不能确认摄取的 GABA 是否进入脑内并且"按下了入睡的开关"。

γ - 氨基丁酸是一种具有抑制作用的神经递质，能够在我们睡着的时候，抑制能够打开清醒开关的神经递质活动。

打个比方，GABA 起的作用就像小学班级里的班长或纪律委员能让精力过剩的孩子"保持安静"一样。GABA 在大脑中无处不在，除了助眠和镇静的作用之外，有些 GABA 还能够在人体清醒时提高人体活力。现在市面上销售的含 GABA 的商品是促进睡眠的镇静型助眠剂，即便如此，也出现了各种各样的副作用。

另外，氨基酸、单胺类等神经递质也被前文中提到过的"脑血屏障"阻挡而无法进入脑内。综上所述，让口服摄取的少量GABA 进入脑内"按下入睡开关"，恐怕是很难做到的，不过，即使摄取的 GABA 无法直接作用于大脑，也可能作用于神经末梢产生放松的效果。

当然，市面上销售的产品都经过严格的验证，确保了安全性。另外，食品和保健品中含有的 GABA 量都很少。如果是曾经尝试过并感觉有效果的话，我认为可以将食用含有 GABA 的食品和保健品加入到"积极的睡眠习惯"之中，但从科学的角度来说，现在 GABA 的作用机理还有不明确的部分。

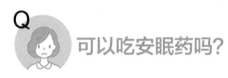

Q 可以吃安眠药吗？

A | 可以，但最好了解安眠药对人体产生的副作用的危险性

说起安眠药，对我们睡眠研究人员来说，GABA 与其说是与保健品或食品相关的物质，不如说是与安眠药相关的物质。

大脑中有一种叫作苯二氮䓬的受体，与助眠、镇静、抗焦虑和肌肉松弛有关。苯二氮䓬受体存在于 GABA 受体上，具有调节 GABA 的作用。很抱歉，接下来将涉及一些比较专业的内容：GABA 是内源性物质，一直在进行助眠、镇静、抗焦虑、肌肉松弛等调节。当苯二氮䓬受体被外源的化合物刺激时，GABA 受体也被刺激，增强 GABA 的效果，并加强对清醒的抑制。虽然 GABA 神经具有很多功能，但是如果只对睡眠 GABA 进行刺激的话，睡眠 GABA 就会更加热心地说："好了，大家安静点儿吧！"

苯二氮䓬原本是用来抗焦虑的药物，但医生发现患者在服用该抗焦虑药物的时候会变得困倦，于是具有催眠作用的药物被开发出来，并作为安眠药使用。抗焦虑药物都具有镇静、松弛肌肉

（对肩周炎和颈部疼痛有效）、抗痉挛等功效，如果直接作为安眠药使用的话会产生副作用，因此科学家们开发出了催眠作用更强、其他作用较少的药物。最有代表性的就是非苯二氮䓬类安眠药。

苯二氮䓬类与非苯二氮䓬类有什么区别？

　　从效果来说，两者的结构式不同，但作用机制相同。在开发抗焦虑药的时代，科学家们认为要想让苯二氮䓬类药剂起作用，必须有苯环和二氮杂环（苯二氮䓬结构）。这就是苯二氮䓬名字的由来。在开发安眠药的时候，科学家们希望能够减少肌肉松弛和健忘等副作用，但苯二氮䓬无论如何都具有这些作用。后来，科学家们开发出了不具有苯二氮䓬结构的助眠剂，并将其命名为非苯二氮䓬类安眠药。但是，非苯二氮䓬类安眠药的作用机制与以往的安眠药相同，虽然副作用较少但并不是完全没有副作用。现在比较受关注的药物依赖性、容易导致老年人摇晃和跌倒等问题都没有得到解决。

　　耐人寻味的是，将苯二氮䓬作为抗焦虑药物的开发是在 20 世纪 50 年代。但科学家们研究了在苯二氮䓬药物开发之前去世的人的大脑，发现这些人的脑内有苯二氮䓬的痕迹。科学家们目前也在探索两种可能性：（1）植物性食物中含有苯二氮䓬类物质，摄取这些物质，就能治疗焦虑和失眠；（2）人体内含有苯二氮䓬类的物质。可能性（1）也许会促进新的保健品和功能性药品的开发。关于可能性（2）有发现内啡肽的前例。过去，有研究人员对吗啡为何具有很强的镇痛作用而感到不可思议。于是进行了反复的试验，结果发现人体内能够产生吗啡类的物质，并将其命名为内啡肽（内源性吗啡）。之后，这一发现为麻醉机制的发现、麻醉药与止痛药的开发做出了重大贡献。实际上，也有人发表了发现内源性苯二氮䓬类物质的论文，一些睡眠研究人员认为，由于内源性苯二氮䓬类物质过多，可能会产生某种发作性睡病。

老年人要注意"站不稳、健忘、谵妄"的副作用

现在的问题在于，GABA 并非只与睡眠有关，苯二氮䓬也被用作抗焦虑药和抗癫痫药，它有使肌肉松弛的作用。

因此，"住院后服用安眠药的老人，由于肌肉松弛和由此引起的运动失调的副作用，导致半夜上厕所时摔倒骨折了"的情况时有发生。也有很多关于老年人服用安眠药后出现健忘、谵妄、一时的记忆障碍等状况的报告。对因其他疾病住院的高龄患者没有充分说明药物危险性而让其服用安眠药，导致患者跌倒骨折，出院后"不吃药就睡不着"等情况都令人非常担心。如果因为睡不着而开的药却导致卧床不起的话，那真是滑天下之大稽。

另外，感觉睡眠状态已经恢复于是停药，结果反而比之前睡眠更差的"反跳性失眠"也是不容忽视的问题。对安眠药产生依

赖性的话，经常会导致服用量加大。

虽然现在也开发了副作用小的非苯二氮䓬类药物，但服用安眠药并不是治疗失眠的根本方法。尤其是镇静型安眠药，不管导致失眠的原因是什么，都是"总之先睡着的对症疗法"，所以要想从根本上解决问题，最好还是从改善生活习惯开始。

副作用小的新型安眠药

虽然前面提到了安眠药的很多副作用和危险性，但也有好消息。科学家们开发出了新型的安眠药以及副作用更小的药物。（1）作用于褪黑素受体的药物；（2）减弱促食欲素受体作用的药物。关于褪黑素，前文中也提到过，褪黑素是由色氨酸和5-羟色胺合成的内源性物质。在欧美，褪黑素作为保健品被广泛使用。最初褪黑素的作用时间很短，而且是从猪脑里提取出来的，所以有感染朊病毒的风险，但现在的褪黑素都是合成的，而且作用时间更长，所以使用起来更方便。不过，褪黑素不仅对睡眠和昼夜节律起作用，而且影响生殖和细胞增殖。

因此，武田药品公司于2010年通过合成开发出了能够刺激褪黑素受体的物质，作为助眠剂销售。这种药物对末梢的作用较小，因此对生殖和细胞增殖的副作用可能也较小。老年人的褪黑素分泌逐渐减少，如果是因此而失眠，这似乎是比较合适的治疗方法。

第二种药物是抑制促食欲素，是使患者像罹患发作性睡病一样快速进入睡眠的药物，由美国默克（日本为 MSD）开发，2014 年推出了 Belsomra。之后，其他公司也陆续开发了同类药物，日本的卫材制药在 2020 年推出了 Lemborexant。

这些药物不是镇静型安眠药，而是通过增强或减弱与睡眠和昼夜节律有关的内源性物质来促进睡眠的药物。因为很多失眠患者的病因可能就是这些内源性物质的异常增减，所以这类药物能够对症治疗失眠，与镇静型药物完全不同。而且，由于这类药物没有依赖性，所以很适合首次用药。与之相比，镇静型药物如果长期使用有产生依赖的风险。

Q 可以喝酒助眠吗？

A | **可以，但关键在于量和次数**

　　酒具有放松的功效，有助于睡眠，所以喝酒没什么问题，但是用酒代替安眠药是有点儿问题的。所以，我绝对不会说"随便喝，没问题"。

　　饮酒后人处于微醺和放松的状态，对入睡是有好处的，但不要忘记饮酒也有使睡眠质量变差的坏处。此外，酒具有增强大脑中 GABA 的作用，有助于睡眠和放松，因此与镇静型安眠药有同样的副作用。也就是说，采用喝酒助眠的方式会出现不喝酒就睡不着、经常饮酒和过量饮酒等危害。

　　饮酒后睡觉的话，就不会出现"黄金 90 分钟"的深度非 REM 睡眠，会做梦的 REM 睡眠也会受到抑制。如果睡眠质量不好，就不能消除疲劳，也无法对大脑和身体进行维护，即使早晨醒来也会感觉很累。因为酒有脱水和利尿的作用，所以半夜很容易因为想去厕所而醒来；更何况喝多了会让人感觉很难受，第二天可能因为宿醉而起不来，全都是坏处。

即便饮酒可以让人放松，但不能消除疲劳，这就是我的结论。

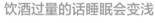

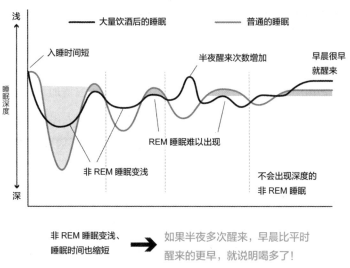

喝了大量的烈酒之后，与其说是睡觉，不如说是昏迷更加贴切，所以必须多加注意。以前在学生的联谊会上就发生过学生急性酒精中毒导致死亡的事故，大量饮酒会导致呼吸停止。从这个意义上来说，酒和以前经常被用于自杀的巴比妥钠类安眠药的作用十分相似。巴比妥钠类的安眠药也能作用于 GABA，但比苯二氮䓬作用强得多，对呼吸的抑制也更强，所以现在只作为管理呼吸的麻醉药使用。

安眠药和酒不要同时服用

酒有类似安眠药的功效，所以和安眠药有同样的危害。而且，因为两者的作用机制相似，所以会互相增强作用，如果同时服用可能会出现意想不到的副作用。

两者单独使用都会引发健忘、谵妄和轻微的记忆障碍，如果同时使用的话，出现上述副作用的可能性就会大幅增加。

酒和安眠药同时使用还可能危及生命，可能使人出现呼吸停止的情况，如果在睡眠中呕吐，还会出现呕吐物导致窒息等情况。

可怕的依赖性

安眠药和酒有相似之处，所以我不会说"喝酒绝对不好"。但喝酒容易产生依赖，导致喝的量逐渐增加。本来应该是为了入睡而喝一杯，但逐渐地就增加到两杯、三杯，然后每天都不得不喝，如果出现这种依赖性就危险了。

如果你喝酒只是为了更好地入睡，为了将负面影响减到最少，最好只喝少量的烈酒。切忌"慢悠悠地喝很多"。如果饮酒能够帮助你关闭过度紧张、过度清醒的开关，我作为睡眠研究人员，就不会强迫你戒酒。

从 OECD（经济合作与发展组织）2021 年公布的"世界主要国家的酒精消费量"的数据来看，人均酒精消费量排名第一的是拉脱维亚，第二是澳大利亚，第三是捷克，日本排在第三十一位。

这个数据没有区分喝酒的场合，根据 2021 年秋天在日本国内的一项调查，关于今后喝酒的场合，回答"一个人在家喝"的人最多，占 51.4%。（Cross Marketing 调查、日经新闻刊登）

在家里一个人喝的话，因为没有人聊天，也没有人叫停，所以越喝越多的可能性和对酒产生依赖性的风险相当大。如果是为了入睡而喝酒，建议养成"只喝一点儿烈酒"的习惯。

冷饮有助于睡眠

人们普遍认为睡前喝一杯热牛奶有助于睡眠，但从实验结果可以看出，冷饮和食物更容易引发困倦。可能是因为喝了大量的冷饮之后体内温度会下降吧。如果不想喝酒的话，不妨将冷饮加入"积极的入睡习惯"之中。

我在入睡前喜欢喝一种"凉麦茶"，它不含咖啡因，颜色与麦酒（啤酒）相似。

Q 半夜要去好几次厕所，醒了就睡不着。有什么改善的办法吗？

A | "上厕所 + 补充水分"的时间

如果半夜上很多次厕所的话，很多人都会感到担心。

"会不会是夜间尿频？"

"不能连续睡眠是不是对身体不好？"

一旦出现这样的烦恼，大脑就会变得清醒起来，结果反而睡不着了。

正如第 2 章中提到过的那样，随着年龄的增长，半夜醒来是很自然的事。关键在于不要太在意。首先接受这一事实，然后再采取对策吧。

不要开灯、不要看手机

对策之一是不要开灯，也不要顺便看手机。光的刺激和手机信息的刺激，会使身体产生"已经是早晨了吗"的误解。当然，我不是建议大家摸黑上厕所。如果老年人担心自己会跌倒，可以打开暖色系的脚灯或者床头灯，上完厕所之后马上关灯回到床上吧。

关键在于"因为要上厕所才起床，所以尽量不做其他的事情"。在昏暗的环境中迅速地上完厕所，然后保持着困意回来继续睡觉是最理想的。即便家人也碰巧在那个时候起来了，也不要进行任何交流，尽快上完厕所回去睡觉。

当作补充水分的时间

我晚上睡觉前喝凉麦茶，不仅是为了帮助入睡，还为了补充水分。

人体在睡着的时候会流失一杯左右的水分，睡眠中可能会出现脱水的危险。

血液中水含量较多时，血流量会增加，血压就会变高，但血液黏稠时，血管的阻力也会增加，血压同样也会变高。黏稠度高的血液会给随着年龄的增长而变得脆弱的血管和循环器官造成负担，所以最好适度地补充水分。尤其是有自主神经功能紊乱、睡觉时血压不会下降的人更需要注意。

但补充水分时切忌一下子喝太多。如果一次摄取大量的水分，血液量就会增加，从而增加心脏的负担，所以每次只喝一杯。补充水分的秘诀是"少量、多次"。

早晨起来人体进入清醒模式时，血压会自然地升高。在早晨到中午的时间段内突发心脏病和大脑疾病，大多是因为血压上升导致的。从这个意义上来说，早晨起来补充一杯水是正确的，但要避免一次喝得太多。

脑梗死和心肌梗死是一种生活习惯病，在睡觉的时候发病的风险会增加，虽然只靠补充水分并不能完全防止发病，但至少能够降低发病的风险。因此，当半夜上厕所后睡不着时，不妨积极地将其当作"补充水分的时机"吧。

正如前文中提到过的那样，凉的东西对入睡更有效，所以可以喝凉水和不含咖啡因的麦茶。酒因为有利尿的作用，所以不推荐。

虽然有人说"碳酸的刺激性很强，所以不能喝"，但我的意见是，只要喜欢就没关系。喝一杯左右没有任何问题。但是可乐等糖分多的饮料有患蛀牙的风险，所以喝苏打水最好。

可能有的人喝热牛奶"因此睡得很好"，但是从科学的角度来说，入睡之前喝凉的东西更有效，"加热牛奶"的操作可能会使大脑变得清醒，所以我并不推荐。

无论如何，绝对不能为了减少晚上起床上厕所的次数而"控制喝水"。

问题严重的话就要去泌尿科检查

据说人过了 40 岁后，膀胱会更加活跃，导致晚上频繁起夜上厕所。正常情况下，膀胱里充满尿液之后就会收缩排尿，但是过度活跃的膀胱即便在尿液没满的时候也会开始收缩。虽然目前还不清楚具体的原因，但普遍认为是由自主神经功能紊乱和大脑延髓的误操作引起的。此外，随着年龄的增长，膀胱储存尿液的能力也会变弱。如果是大脑和自主神经功能失调，即便控制摄取水分也解决不了问题。男性出现这样的问题也有可能是患有前列腺疾病。

如果和同龄人相比自己起夜次数过于频繁，可以将其与睡眠的问题区分开，专门去泌尿科或妇科检查一下。现在有各种各样的抑制尿频的特效药物。

Q 心里想着工作的事，很早就醒了。如果早晨是浅度睡眠的话，干脆起床可以吗？

A 最好不要，浅度 REM 睡眠也有自己的"作用"

有些很早就醒来的人，会产生"干脆起床吧"的想法。尤其是当我在演讲会上说"随着黎明的到来，睡眠也会变浅"之后，有这种想法的人就更多了。

"不管什么时候睡觉，早上 4 点左右都会因为思考工作的事情而醒来。反正早晨的时候不会出现深度的非 REM 睡眠，大多是 REM 睡眠，所以与其迷迷糊糊地躺着，不如干脆起床工作比较好！"

虽然有人会有这样的想法，但实际上"迷迷糊糊"地躺着其实也有很重要的作用。

早晨是整理记忆的时间

正如前文中已经说明过的，睡眠有整理记忆的作用。记忆的固定过程有各种各样的阶段和途径，在深度的非 REM 睡眠"黄金 90 分钟"中，新记住的东西和伴随着事件的记忆从海马体进入大脑皮质，作为"长期记忆"固定下来。准备考试的人最好不要错过"黄金 90 分钟"。

另外，"想要忘记的讨厌的记忆"也被认为是在"黄金 90 分钟"中被消除的。最近的研究表明，REM 睡眠也有助于消除记忆。每天都会有大量的信息进入我们的大脑，而大脑不可能全部记住这些信息。将即使忘记了也无所谓的记忆进行"断舍离"，才能让每天的活动变得更加顺利。

非 REM 睡眠主要用来固定骑自行车的方法、烹饪顺序等"身体记忆"，REM 睡眠则主要用来记忆事物的意义、特性及什么时候在什么地方做了什么事。

虽说 REM 睡眠与消除困倦和疲劳无关，但因为与整理记忆有关，所以也不能轻易放弃。与其早早地起来工作，不如一边愉快地做梦一边整理记忆，可能对白天的工作更有帮助。

第 4 章

提高白天的生产效率！

"舒适地醒来"的课程

Q 听说在"90 分钟循环"的时候醒来最好，是这样吗？

A | 醒来时的感觉更加重要

第 3 章讲的是关于入睡的内容，第 4 章讲关于醒来的内容。在这部分中，我将为大家解答"早晨起来感觉没有精神"这一问题。

睡眠时间必须是"90 分钟的倍数"吗？

在"黄金 90 分钟"得到普及之前，"睡眠时间最好是 90 分钟的倍数"的误解就已经广为流传了。确实，入睡后第一个深度非 REM 睡眠的持续时间大概是 90 分钟，但人类并不是机器，所以具体的时间也存在个体差异。

另外，即便是同一个人，在身体比较疲劳的日子和普通的日子里，深度睡眠的时间也是不同的，身体状况也会影响深度睡眠的时间。甚至有数据表明"存在 70 ~ 120 分钟的差异"。有些患有抑郁症的人，非 REM 睡眠时间很短，很快就会出现 REM 睡眠，而在抑郁症得到治愈后睡眠又会恢复原状。也就是说，"黄金 90 分钟"只不过是一个大概的标准罢了。

即使最初的深度非 REM 睡眠正好为 90 分钟，浅度睡眠和深度睡眠交替的周期也会在睡眠中重复 4 ~ 5 次。越接近天亮，REM 睡眠的时间越长，因此交替的周期不可能以 90 分钟作为间隔。

假设一个周期有 10 分钟的偏差，那么到起床时就会有 40 ~ 50 分钟的偏差。但要是问究竟有多少偏差的话，我只能回答"无法预测"。也就是说，完全不必拘泥于"睡眠时间以 90 分钟为单位"。

关键在于"起床时是否有精神"

在浅度非 REM 睡眠和 REM 睡眠的时候醒来是最理想的，但是想要通过调整时间来做到这一点非常困难。REM 睡眠有一个很有趣的特性，那就是在做梦时很难醒来。但要是在定了闹钟的情况下，REM 睡眠比非 REM 睡眠更容易醒来。如果能充分地利用这一点，或许就能做出一个让自己在理想状态下醒来的闹钟。因为简单的睡眠监测装置就能实时监测睡眠状态，所以做出这样的闹钟或许是能够实现的。

反之，如果闹钟响了好几次也起不来，勉强起来之后也感觉不清醒，说明是在深度非 REM 睡眠的状态下被吵醒。这可能是累积了睡眠负债的缘故。

　　早晨睡醒时的感觉是评估睡眠质量的重要指标，请注意这一点吧。

Q 请教我正确的醒来方法吧！

A | 首先提高体温

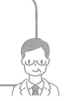

不管是入睡还是起床，"体温和大脑"都是非常重要的"开关"，首先我来介绍提高体温的清醒方法。当我们在准备入睡的时候，增加表皮血流，提高体表温度，通过加强散热来降低体内温度，打开"入睡开关"，进入睡眠模式。早晨醒来的时候，只要将上述过程反过来就好。

为了提高体温，早晨最好喝热咖啡

早上想要清醒，所以喝冷水……乍看起来似乎很有道理，但实验结果证明，冷饮会使人感到困倦，温热的饮料才会打开清醒的开关。

起床时为了补充水分而喝水没有问题，但如果喝的是凉水，应该只喝少量。

为了温暖身体并让大脑清醒过来，早上的饮料要选择温热的。很多人都习惯在早晨喝一杯咖啡，如果你想要更加清醒，热咖啡比冰咖啡更好。顺便一提，像咖啡和红茶这样的饮料，热的比凉的更能让大脑清醒。味噌汤不但可以温暖身体，还可以期待来自发酵食品的醒脑效果。

热水澡能够降低体温

洗澡和泡澡都会使体温上升，但需要注意的是，这样提升上来的体温过一会儿就会下降。毕竟人类是恒温动物，不能像蛇和蜥蜴那样的变温动物一样，体温随着外界温度的改变而改变。

用温水洗澡，有刺激副交感神经、抑制交感神经的效果。所以会使人产生睡意，对入睡有帮助，但如果在上午洗澡，体温在短暂上升之后就会进入下降期，清醒开关就会关闭。除了在温泉旅馆度假的情况之外，最好不要在早上的时候洗澡。如果一定要洗的话，为了不引起体温变化，让大脑能够保持清醒，最好选择"短时间的温水淋浴"。

此外，用冷水洗手或洗脸也有清醒的效果。为了入睡，需要提高体表温度，缩小外部与内部的体温差，而为了清醒，需要降低体表温度，增大体温差。从清晨起床前的时间段开始，体内温度就会上升，所以用冷水洗手洗脸，降低体表温度，能够使体温差变得更大。凉水具有提神的功效。

提高体内温度打开清醒开关

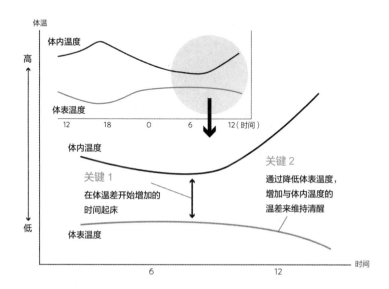

早晨的运动要舒缓

运动会使体温上升，但运动与洗澡具有同样的性质。也就是说，如果进行剧烈运动使体温过高的话，过 1.5 小时到 2 小时左右，身体在"恢复原样"的作用下体温下降，反而会感到困倦。

很多人都有早上跑步的习惯，从"保持清醒"的角度来说，最好不要跑得太累，以不出汗的程度为宜。但如果是一直保持这个习惯没有任何问题的人，也没有必要改变。

　　如果是老年人的话，最好只是散散步。像瑜伽和伸展运动这样缓慢的有氧运动也是不错的选择。

Q 有没有让人清醒的早餐食谱？

| A | 推荐加入很多配料的味噌汤 |

摄取热的东西会使体内温度上升。虽然为了达到这个目的只要喝热咖啡就可以了，但最好还是吃早餐。因为吃早餐不仅能够使体温上升，还有促进新陈代谢的作用。

早晨的阳光会告知我们体内的生物钟"早晨到了"，使生物钟重置，早餐也有同样的作用。如果用阳光和早餐来调整容易出现偏差的身体节奏，就能使人在晚上更容易入睡。睡眠和清醒就像硬币的正反面一样。通过与有睡眠问题的人进行交流可以得知，他们的失眠大多与早晨开始的生活习惯有关。

1. 提升体温。

2. 促进代谢。

3. 调整生物钟。

4. 让身体产生节奏，调节自主神经。

5. 从早晨开始补充能量。

考虑到上述功效，早餐对睡眠来说也是有好处的。

吃早餐能够降低患睡眠呼吸暂停综合征的风险

睡眠呼吸暂停综合征是导致睡眠质量下降的最大原因。为了避免出现这种情况，关键在于减肥，而吃早餐就有减肥的功效。

对我们的身体来说，"摄取食物是维持生命的重要工作"。但如果早上不吃早餐的话，身体就会因为饥饿而进入节能模式。结果导致身体降低代谢，试图累积脂肪。不吃早餐还会使肌肉成为身体的能量来源，导致肌肉量下降，引起基础代谢降低。对经常饿肚子的古代人来说，这或许是值得庆幸的结果，但对身体里充满脂肪的现代人来说，这可不是什么好事。因此，还是应该认真地吃早饭，避免身体进入节能模式。

用加入很多配料的味噌汤使早餐的好处最大化

虽然不管是在美国还是日本，都流行喝号称对美容和健康有好处的果蔬汁，但我推荐的早餐是"加入很多配料的味噌汤"。最好是有大块的萝卜和胡萝卜等需要仔细咀嚼的食物。因为咀嚼本身就是使用肌肉的"运动"。通过咀嚼品尝味道，能够刺激感觉神经的上行分支，使大脑更加清醒。

曾经有实验将"吃固体食物，需要充分咀嚼的小白鼠"和"吃粉末状食物，只需要吞咽的小白鼠"进行比较。结果显示，"只吞咽的小白鼠不再有昼夜节律，在应该活动的时间不活动""只吞咽的小白鼠体重增加"。更糟的是，只吞咽的小白鼠的海马体的神经细胞变得难以再生——也就是变得健忘了。胖乎乎又健忘的小白鼠如果是卡通形象的话会很可爱，但如果人类变成这样恐怕就不好了。

用味噌汤等汤类来提高体温，仔细咀嚼其中的配料，将早餐的好处最大化吧。

味噌汤中含有许多人体必需的氨基酸，摄取这些营养物质也很重要，比如人体必不可少的色氨酸能够合成与调节心情相关的5-羟色胺，而5-羟色胺又能合成有助于睡眠的褪黑素。为了摄取这些必需的氨基酸，没必要吃大量的保健品，只要做到均衡饮食就可以了。

Q 有没有让大脑完全清醒的"晨起习惯"？

A 打开"大脑的清醒开关"

在第 3 章中，我曾提到过能够将大脑转变为放松模式，关闭清醒开关的神经递质只有 1 ~ 2 个，能够打开清醒开关的物质却有很多。现在，就让我们用这些物质来打开清醒开关吧。大家可以将其中适合自己的内容组合在一起，加入到"晨起习惯"之中。

打开清醒开关的神经递质

即使不进行运动，检查一天的工作计划，用智能手机确认工作信息等，这些伴随着紧张情绪的工作也会使大脑分泌多巴胺，打开清醒开关。

集中精神阅读可以促进去甲肾上腺素和组胺的分泌。如果工作需要让自己完全清醒，可以同时开启多个清醒系统。毕竟注意力和专注力下降的话就无法做好工作。此外，热情和心情也很重要，因为都关系到清醒系统的神经递质。昼夜节律也与上述物质的分泌息息相关，因此，保持稳定的生活节奏并张弛有度非常重要。

Q 为什么早晨被光线照射就会醒来？

A | 这是生物钟的作用

在朝阳的照射下，人很快就会醒来，这是众所周知的事情。但要问为什么会这样，似乎很多人都会说"不太清楚"。在这里说明一下吧。

重新了解"褪黑素"

褪黑素是大脑松果体分泌的激素，具有降低体温、促进入睡的作用。早上起床后人体受到光线的照射，褪黑素的分泌就会停止，14 ~ 16 小时后会再次分泌，这也起到了调整生物钟的作用。

地球自转一天是 24 小时，而人体的生物钟一天是 24.2 小时。这 12 分钟的偏差每天都会重置。

褪黑素具有抗氧化作用，随着年龄的增长，褪黑素的分泌量会减少，因此有科学家认为褪黑素还具有抗衰老的作用。

睡眠激素褪黑素的分泌

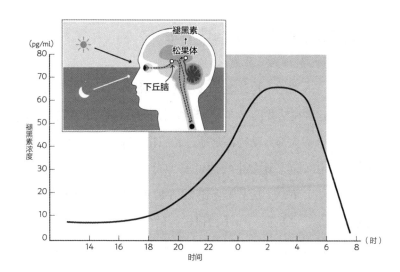

如果不接受光照就会昼夜颠倒

因为眼睛的视网膜有异常而无法感知光线的人，由于生物钟不能重置，只能生活在自己身体的节律中。这样人体的节律与地球自转的偏差就会累积起来，"第一天晚了12分钟，第二天晚了24分钟"，过一段时间白天和黑夜就会颠倒，但再过一段时间又会恢复原状。这说明，"如果不接受光照，人就会以比24小时稍长一点儿的固有节奏生活，时间会向后偏移"。

对于不能接受光照的人，可以在日落的时候服用褪黑素，这样就可以过 24 小时节律的生活。

时间在光照的作用下向"前"推进

虽然"人类的生物钟是 24.2 小时，放任不管的话时间就会向后偏移"这种说法并没有错，但导致时间向后偏移的原因有很多。

地球上的大部分动物都是通过光照将地球的时钟和各自的生物钟结合在一起。比如生物钟短于 24 小时的小白鼠，在完全没有光照的条件下，生活节奏会比 24 小时短，时间不断向前推移。但奇怪的是，在用同一个小白鼠进行的时差实验中，比 24 小时更长的生活节奏偏差，能够更迅速地与当地的生活节奏同步。这就是所谓的相位响应曲线，根据光线照射的时机，可以缩短或延长生物钟的周期，这些也会对昼夜节律产生复杂的影响。

对人类来说，时差反应是非常令人头疼的问题。坐飞机到其他地区时，因为在出发地的体温变化等体内节律仍然存在，所以在当地的生活节奏会受出发地体内节律的影响而产生偏差，这就是时差反应。如果是坐船缓慢地移动到有时差的地区，就不会产生这种问题。时差反应是一种现代疾病，正如其英文名称"Jet Lag（飞行时差综合征）"一样。一般人坐飞机出国旅行是从几十年前才开始的。

现在，对商务人士和运动员来说，时差反应几乎已经成为常态，将来能够掌控时差的人就能控制自己的人生。虽然因为新冠疫情，远程会议取代了现场会议，但是远程会议虽然可以避免物理上的移动，时差的问题却仍然存在，作为一名优秀的商务人士，即便是在深夜或者黎明召开的会议上，也必须发挥出最佳的表现，所以仍然不能忽视时差反应的问题。

比如从美国西海岸出差来到日本，由于时差的关系，日本比美国西海岸快了 17 小时（－17 小时）。那么，要想将时差同步到当地时间，是否需要将生物钟提前 17 小时呢，并非如此。正确的做法是以 24 小时为基准，向时间差较小的一方调整。也就是说，只需要向后调整 7 小时（+7 小时）即可。这是比较轻松的方法，不管是人类还是动物，每天都有 1 小时左右的同步能力，所以只需要几天到一周的时间就可以在日本正常生活了。但是从日本回到美国西海岸，这次是 +17 小时的时差，同步需要向前调整 7 小时，这就没那么容易了。实际上会持续 10 天到 2 周左右的痛苦状态。每天早起 1 小时和晚起 1 小时，哪一个更轻松想必不用我来说了吧，至少对人类来说，调整时差是向后调整更快也更容易适应。掌握了同步时差的基本方法，对于缓解时差反应和倒班工作都很有效果。

尽量在户外晒太阳

在所有的光线之中，信号最强烈的就是太阳光。只要早上起床沐浴阳光，就可以重置体内的生物钟。太阳光是白光，其中包括前文中提到过的，对清醒和节奏调整很重要的、波长较短的蓝光等所有波长的光。

即便在室内，靠近窗边的话，太阳光的亮度也能达到数千勒克斯，只要沐浴几分钟到几十分钟的太阳光就能有变清醒的效果。但到户外晒太阳的话，不仅能顺便活动活动身体，还能提高体温，所以是一举两得。

避免在白天沐浴"第一道光"

如果只是一两天没有沐浴到阳光倒是没有什么问题，但如果一直生活在完全黑暗的房间里，身体的节奏就会崩溃。

沐浴阳光的时机也很重要。如果下午才起床沐浴"第一道光"，身体就会以为"现在是早上"，导致生物钟大大地向后偏移。很多倒班工作的人都会有这样的困扰。这就是光线对体内节律的"相位响应曲线"，如果早晨沐浴阳光的话身体节奏就会向前偏移。综上所述，我建议早晨沐浴阳光，以免节奏向后倒退。但是，对于早早就会醒来的老年人来说，过早地接受光照可能会适得其反，在太阳升起、外面变得足够明亮之前，即便醒了也不要进行活动为好。

除了有特殊情况的人之外，请把沐浴"晨光"加入到"晨起习惯"之中吧。

Q 我有睡回笼觉的习惯，对弥补睡眠时间有好处吗？

A | 反过来利用分段睡眠吧

晚上入睡很快，睡得很香，早晨很清爽地醒来——遗憾的是，我周围几乎没有这样的人。

作为睡眠研究人员，比起"完美的睡眠"，我更容易关注那些"睡眠的问题"，包括我自己在内的商务人士大多会有睡眠方面的烦恼。我也经常听到同学说，上了年纪之后在睡眠上遇到的问题越来越多了。其中提到最多的就是"半夜醒过来""早晨早早就醒了"之类的问题。

经常有人问我，醒来之后是否可以再继续睡呢？

早晨可以睡回笼觉吗？

很多人认为睡回笼觉是"不好的"。正如第 3 章中说明过的那样，"打盹儿后再上床也睡不着"，说明"分段睡眠会减少深度睡眠的时间"。分段睡眠还有使"睡眠变得不规律"的缺点。

我们在讨论药物的疗效时，不能忽视其副作用，再好的药也有副作用。就像被证实有效的新冠疫苗也会产生副作用一样。现代人每天都很忙碌，睡眠时间根本不够。在这种情况下，是否应该睡回笼觉和睡午觉，究竟有好处还是有坏处，只能由个人来判断。

早晨起来感觉还很困、起不来、不想起床，这些被认为是睡回笼觉的主要原因。之所以会出现这样的状态，有各种各样的原因，但主要原因有以下三个：

1.有睡眠呼吸暂停综合征等睡眠障碍，无法获得持续的深度睡眠，即使早上起床也不能恢复精神；

2.有睡眠负债等慢性睡眠不足的情况，早上也会出现深度睡眠；

3.远程工作等使昼夜节律向后推迟，即使在太阳升起的时间段，也无法进入活动模式。

因此，睡回笼觉有弥补睡眠时间的好处，但是这样并不能从根本上解决问题。为了解决根本问题，需要分析原因并将其纠正。

分段睡眠有助于解决时差反应

话虽这么说，但实际上我每天也在做类似分段睡眠的事。当我感觉困了的时候就会睡 2 小时左右，然后半夜起来写论文和研究经费申请书。最近在半夜为了进行远程演讲，我也会在预定的时间之前定好闹钟睡 2 小时。或者，凌晨 2 点醒过来的话，就起来工作 2 小时。夜深人静没有任何人打扰的时间，是最能够集中精神的只属于我自己的时间。工作之后如果精神不错的话，我会直接起床去上班。有时候，在凌晨 4 点左右工作告一段落之后，我还会一边回味完成工作带来的满足感一边喝一罐啤酒后睡觉……

　　如果养成这样的生活习惯，即便遇到紧急的工作也能顺利应对，而且因为随时都可以入睡，不容易出现时差反应。但这也因人而异，所以并不是特别推荐。随着年龄的增长，分段睡眠的情况会自然而然地出现，不需要对此特别在意。虽然分段睡眠对身体没有好处，但就把它当成是药物的副作用吧。

第 5 章

仍然感觉很困?

"避免白天犯困"的
课程

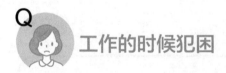

Q 工作的时候犯困

> **A** | **避免"出勤主义"，消除困意**

　　在第 4 章 "舒适地醒来" 的课程中，我介绍了提高体温的清醒方法，用晨光和早餐调整生物钟，让大脑清醒的 "晨起习惯"。

　　即便如此，到了下午也会出现犯困的情况。尤其是有慢性睡眠负债、睡眠呼吸暂停综合征等导致睡眠质量不佳情况的人，不管你打开多少清醒开关，下午都会犯困。

　　甚至在开车的时候也会被 "睡魔" 袭击。这种情况不仅会威胁到自己的生命，还有可能夺走别人的生命。白天犯困的情况不知何时会出现，这也是其最可怕的地方。

　　要想从根本上解决白天犯困的问题，最好的办法就是确保睡眠的时间和质量，话虽这么说，并不是所有人都能立即拥有高质量的睡眠。因此在本章中，我将为白天犯困的人介绍消除困意的方法。

"全勤奖"正在从日本消失

在我还是个孩子的时候，学校会用"全勤奖"来表彰那些不迟到、无缺席的学生。这好像是明治时期产生的奖项。

我觉得这是一种日本式的概念，在日本的公司之中，迟到、早退、缺席的员工会被认为"没有好好工作"。放弃休息、主动加班等都是典型的日本文化。

但是，在新冠疫情发生之后，情况有了变化。据报道，越来越多的学校取消了"全勤奖"，因为在某些情况下即便自己想去学校也不能去。我认为这是一件很好的事情。老师称赞那些不管是发烧还是肚子痛都坚持去上学的孩子有毅力，我觉得这是过于重视精神论的过时理念。

与"旷工"相比更重视"出勤主义"

在工作效率方面，美国之前也一直只关注"旷工（缺勤、迟到、早退等不工作的状态）"的问题，但最近开始更加重视"出勤主义"（存在健康问题的同时仍然坚持工作的状态）的问题。

"出勤主义"简单说就是"出工不出力"。即便来上班了精神状态也很差，无法好好工作，总是出现失误，导致工作效率降低。从企业的角度来看，如果员工处于"出勤主义"的状态，就会在浪费人工费的同时又影响生产效率。而且从员工的比例来看，比起缺勤和迟到早退的人，显然是出勤的人数量更多，哪一个会造成更加恶劣的影响也十分明显。

"出勤主义"的人存在的"健康问题"，可能是身体和心灵上各种各样的疾病，其中也包括睡眠质量下降。

睡眠的质量会影响到白天的表现，这是不言自明的道理。因此，有人提出了一种张弛有度的、全新的工作方式，"如果早晨起得太早导致精神萎靡不振，不如睡个午觉让精神恢复过来"。

在日本，"出勤主义"这个词也逐渐开始得到普及。不仅在工作的时候，在做家务和学习的时候，也可以找一找能够战胜困倦让自己不会出现"出勤主义"的方法。

Q 午餐之后感觉非常困

A 午餐不要吃太油腻的东西，而且尽量只吃"七分饱"

"午饭后感觉非常困！"

似乎很多人都有这样的烦恼，但实际上，午餐和下午感觉困倦之间的因果关系并没有得到科学的证明，斯坦福的研究反而得出了"没有因果关系"的结论。人们普遍认为，"因为胃部需要血液帮助消化与吸收，所以流往大脑的血液就会减少"，如果真是这样的话，那么不仅是午餐，早餐和晚餐后也应该遭到猛烈的困意袭击。事实上，不管发生了什么事情，大脑都能保证一定量的血液供给。

午后 2 点是危险时间

斯坦福的研究表明，下午 2 点左右是每个人都会被困意袭击的"午后困倦"的时间段。

"午后困倦"的原因之一是生物钟的作用。生物在这个时间段都容易犯困。

原因之二是睡眠压力。人清醒的时长大约为 16 小时，从早上起床开始，促进睡意的睡眠压力就会逐渐增加。下午 2 点左右正是睡眠压力逐渐增加的时间。猴子就经常在这个时间段睡午觉，所以这种困倦的周期可能是进化残留的习惯，当然，这并不是说下午犯困的人就是猴子。在斯坦福的实验中，早上多睡一会儿、摄取咖啡等方法都可以有效地解决下午犯困的问题。研究发现，人们即使不吃午饭，下午也会犯困。如果早晨多睡一会儿，下午的困倦就会减少，这对喜欢睡回笼觉的人来说可能是个好消息。

下午 2 点经常是举行会议的时间，很容易出现"2 点开始远程会议，不知不觉睡着了"的情况，所以是非常危险的时间。

预防"倦怠感"

虽然前文中说明了吃午餐和困倦没有直接的关系，但我想有很多人会说"我确实感觉很困"。

实际上，这种感觉并不是困意，而是"倦怠感"。吃了饭之后血糖值会上升。有些食物从健康的角度考虑不适合晚上吃，所以很多人会选择在中午吃大碗拉面或者油炸食品，这会导致血糖值急剧上升，也有可能抑制促食欲素的分泌。

促食欲素是一种能够打开清醒开关的神经递质，具有在空腹时分泌的特性。晚上如果肚子太饿会睡不着,就是因为分泌了促食欲素,但是如果午餐吃得太饱,大脑就会随着倦怠感而自行关闭清醒的开关。

可能很多女性都很享受与朋友在一起的午餐会,觉得在这种放松交流的情况下即便多吃一些也没问题。

如果是"因为午饭后的困倦而感到烦恼"的人,最好减少午餐的摄入量。虽然人们常说吃饭要吃八分饱,但如果是"清淡饮食的七分饱"的话,就能有效抑制倦怠感,让你精力充沛地度过下午。和早餐一样,吃需要仔细咀嚼的东西能够刺激大脑有助于大脑清醒。此外,午餐中与朋友愉快地进行交流也是一种清醒刺激。

Q 不能睡午觉吗？

A 30 分钟以内的午觉 "好处最大"

在 20 世纪 60 年代，日本人的平均睡眠时间大约为 7.5 小时，但根据 BRAIN SLEEP 公司的调查，现在这个时间已经缩短到大约 6.5 小时。

可能有人认为，"已经过了 60 多年，这不是理所当然的吗？"但考虑到进化的过程，60 多年对于生物基本生理现象发生巨大变化的时间来说太短了，所以应该将其看作是违背生理习惯的缩短睡眠时间。

对世界各大城市的睡眠时间进行统计的数据显示，东京的睡眠时间最短，为不到 6 小时，排名倒数第二的纽约有 6.5 小时。

从这个角度来说，因为累积睡眠负债的人非常多，所以在感觉到困意的时候睡个午觉，好处比坏处更大。有实验证实，午睡后会暂时提高工作效率。最近的一项研究结果也发现，午睡还有预防疾病的作用。

午睡能够预防阿尔茨海默病和糖尿病

日本曾经进行过一项对比阿尔茨海默病风险的研究，研究人员采访了大约 600 名阿尔茨海默病患者及其家属，询问"到目前为止，你有睡午觉的习惯吗"。

如果将"过去没有午睡习惯的人"的阿尔茨海默病发病率设为 1，每天有睡不到 30 分钟午觉习惯的人的发病率就会降低到 1/6 ~ 1/7。不仅对阿尔茨海默病，对预防糖尿病等疾病午睡也有同样的效果。

午睡一定不能超过"30 分钟"

在上述的研究结果中，关键在于"不到 30 分钟"。因为"每天有 30 ~ 60 分钟午睡习惯的人"患阿尔茨海默病的风险是"没有午睡习惯的人"的一半左右。虽然风险也在下降，但不像小于 30 分钟的人下降得那么多。

此外，午睡 1 小时以上的人患阿尔茨海默病的风险却增加了两倍左右。

偶尔有人会问："如果入睡后的第一个 90 分钟是'黄金 90 分钟'，那么午睡也是 90 分钟比较好吧？"但实际上，午睡的时间最好不超过 30 分钟。

因为在白天入睡后，很难出现深度的非 REM 睡眠。如果午睡时间长而出现深度的非 REM 睡眠，好不容易调整好的生物钟就会紊乱。花一天慢慢累积的睡眠压力也会减少，导致出现"晚上睡不着"的情况，这岂不是本末倒置。另外，还有一种被称为"睡眠惯性"的现象，在深度睡眠后，大脑会暂时处于休眠状态，导致工作效率降低。本来睡午觉是为了提高工作效率，但是在入睡后的深度睡眠中被强行叫醒的话，反而会因为睡眠惯性而影响工作效率。

　　睡午觉说到底只是为了暂时消除困意的应急处理，所以午睡的时间一定不能超过"30 分钟"。

Q 在家睡午觉的时候可以在床上躺着吗？

A 只要不睡太长时间就 **OK**

"不能在公司睡午觉。那是在偷懒。"

这种观点可能已经过时了。午睡能够提高工作效率，预防生活习惯病，减少因病缺勤和住院治疗的风险——这种意识曾经是谷歌等一部分 IT 企业特有的，但现在已经在许多公司之中得到了普及。

考虑到人工费，从长远来看，让员工午睡其实对公司是有好处的。希望企业的领导层都能认识到这一点。

怎样午睡比较好？

如果是"在公司午睡"，除非公司里有专门用来小憩的房间，否则只能"伏在桌子上睡觉"。虽然午睡也最好能有个舒服的姿势，但在一个小时的午休时间里，用半小时来吃饭，半小时伏在桌子上午睡也可以。

随着新冠疫情的发展，远程工作的机会也增加了很多。如果在家的话，就可以有更多的午睡选择。因为午睡的目的是让身心得到休息和放松，所以躺在沙发或床上午睡都可以，我自己也是这么做的。我个人认为，像飞机商务舱或新干线绿色车厢那样的躺椅比较好。在不需要在意旁人的距离和空间之中，即便睡觉的时候流口水也不用害怕。

如果姿势太舒服的话恐怕会睡过头，所以我会使用闹钟或者拜托家人叫醒我。如果是放任不管的话午睡能睡三四个小时的人，可能有睡眠负债和睡眠障碍等问题，所以导致白天的睡眠压力异常高。这种情况的话最好到睡眠门诊找医生看看。

在通勤的时候"打盹儿"和午睡的效果一样吗？

很多通勤的人习惯在回程的公交车上睡觉。虽然从理论上来说，在傍晚时分打盹儿会影响夜晚的睡眠，尽量不要这样做，但对工作了一天的疲惫的身体来说，晃动的公交车里是很舒服的。如果运气好有座位的话，就会不知不觉地睡着……所以这种情况也要因人而异，如果是"即使在公交车上睡觉，晚上也能睡着"的人，为了消除睡眠负债而在公交车上打个盹儿也不能说是一件坏事。不过，要是"在公交车上睡了，晚上就睡不着"的人，最好不要打瞌睡，可以在车上看书、用智能手机工作，或者干脆不要坐下。

顺便说一句，如果你能幸运地在早上的公交车上找到座位，或许可以安心地睡一觉。就相当于睡了一个回笼觉。

史蒂夫·乔布斯的"动力小憩"

因为每个人的体质不同，所以这种方法并不适合所有的人，据说史蒂夫·乔布斯晚上只睡 4 小时左右，而白天则零零碎碎地小憩。

以前，只有像乔布斯这样"伟大的人"或者已经退休的老年人才能自由地使用白天的时间，但在新冠疫情发生之后，越来越多的人"可以自由定制白天的使用方式"。因为睡眠有个体差异，所以没有绝对正确的答案，是好还是坏，需要根据个人的经验来判断。

Q 请教我消除困意的方法

> ### A | 喝咖啡或者听让人精神振奋的音乐

想要消除困意，喝热饮非常有效。之所以首选热咖啡，是因为一杯热咖啡中咖啡因的含量大约有 150mg，比绿茶和红茶的含量多。咖啡因也有抑制促进睡眠的疲劳物质腺苷的作用。如果有休息时间的话，那就稍微优雅一点儿，用咖啡和音乐来提神吧。

选择有酸味的热咖啡

咖啡有深煎、浅煎等许多种类，但消除困意效果最好的，是有酸味的浅煎咖啡。名古屋大学的调查显示，对味觉刺激较强的味道依次是"酸味、咸味、苦味、甜味"。你可以试着用酸味和苦味强烈的曼德林咖啡搭配咸味的坚果，而不是甜味的饼干。我喜欢没有酸味的美式咖啡，这种咖啡在日本和欧洲都很流行。

市面上能够买到的多款能量饮料也有消除困意的效果，但是否能够经常喝还需要考虑一下。与之相比，咖啡在世界各地都有悠久的历史，一天摄取 500 ~ 600mg 咖啡因也对身体有益。但咖啡因在体内代谢的速度很慢，如果在睡觉前饮用会使睡眠质量变差。当然，如果你很喜欢晚饭后喝一杯咖啡，而且对自己的睡眠没有影响的话，我觉得没有必要戒掉。

即便同为《悲怆》，为什么柴可夫斯基的音乐能使人精神振奋，贝多芬的音乐却有催眠效果？

我一直收听一个叫作"KDFC"的旧金山调频电台，现在通过互联网收听。这个电台 24 小时不间断地播放古典音乐，早上会播放充满干劲儿的曲子，晚上则播放比较轻松的曲子。

但是由于时差的关系，当我在日本收听这个电台时，听上午播放的曲子总觉得不太对劲儿。电台大概是根据美国西海岸的时间进行选曲吧。

古典音乐被认为"有助于睡眠"，因此市面上有许多助眠的古典音乐 CD，却没有帮助清醒的。不过，既然有能帮助睡眠的音乐，应该也有能帮助清醒的音乐——基于这样的假设，我展开了调查。

我选择了 30 首左右的古典音乐，让 164 名年龄在 20 ~ 60 岁间的男女参与者在上午和傍晚分别进行收听。经过参与者的评分，这 30 首曲子被明确地分为"感觉向上系的曲子"和"感觉下降系的曲子"。比如，我想没有人会因为听贝多芬的《命运》、奥芬巴赫的《天堂与地狱》、卡巴列夫斯基的《小丑》而犯困。在我还是个孩子的时候，每当听到奥芬巴赫的《天堂与地狱》，大家都会不由自主地奔跑起来。

即便同样是《悲怆》，对于柴可夫斯基的第六交响曲《悲怆》（第三乐章），大部分人回答听后感觉"情绪上升"，而对于贝多芬的钢琴奏鸣曲《悲怆》（第二乐章），很多人都回答听后感觉"放松"。有一家音乐公司对我的这项调查很感兴趣，推出了两张一套的 CD，分别是有助于睡眠的乐曲和有助于清醒的乐曲"Night & Day 最好的睡眠和清醒的 Classic"。

音乐在很大程度上受个人主观因素的影响，即便所有人都相信莫扎特的"波动"有助于睡眠，也没有得到"科学的证明"。

因为这也属于一种积极的习惯，所以如果你曾经有"听音乐后感觉精神振奋了"的经验的话，不妨将听音乐加入到"晨起习惯"之中。当然，不仅古典音乐，摇滚、重金属、Hiphop 都可以。

通过喝咖啡和听音乐的刺激来打开清醒的开关吧。

在开会或开车等不能睡觉的时候瞬间消除困意的方法

当我在驾驶汽车感到困倦时，我会随时吃口香糖和柠檬味的糖果。虽然喝热咖啡也不错，但开车时很难随时喝到热咖啡，所以我会在车内常备口香糖和糖果。倒时差的时候这种方法很有用，但在时差反应的影响下开车非常危险，尽量不要这样做。在吃口香糖和糖果时需要撕开并丢掉包装,虽然很麻烦,但这也是一种清醒刺激。最近,便利店里卖的咖啡不但价格便宜,味道也变好了,如果长途驾驶中感到困倦,可以一边品尝便利店的咖啡和甜点一边休息,这也是安全驾驶的诀窍。我在日本开车时,导航会提示我"差不多驾驶两个小时了,请休息一下吧"。这么体贴的汽车导航系统真是让我大吃一惊。如果开车时睡着了的话非常危险,还有可能把别人也卷入其中,所以一定要非常注意才行。

Q 明明睡了 8 小时以上却还是感觉困

A 可能患有睡眠呼吸暂停综合征

　　在前文中，我给大家介绍了几个解决白天困倦的方法，但如果你想从根本上解决这个问题，就必须保证睡眠的时间，改善睡眠的质量。

　　关于如何改善睡眠质量，我将在第 6 章中进行说明，在本章，我想为大家介绍一下导致睡眠质量下降的最大原因——"睡眠呼吸暂停综合征"和白天的困倦。

即便睡了七八个小时白天还是困的话就需要注意了

　　即使晚上保证了充足的睡眠白天还是会犯困的人，就要考虑一下自己是不是患有睡眠呼吸暂停综合征。正如前文中多次提到的那样，这是一种需要治疗的严重疾病。

　　1. 中度以上的人如果不及时治疗，约四成的患者在 8 ~ 9 年后死亡。

2.感染新冠等上呼吸道疾病的风险约高 8 倍。

3.罹患生活习惯病（肥胖、糖尿病、高血压等）的风险上升。

4.罹患循环系统疾病（心肌梗死、脑出血等）的风险上升。

在美国，因为流行病学调查发现"感染风险约高 8 倍"，所以有一些州的新冠病毒疫苗也优先给睡眠呼吸暂停综合征患者接种。

虽然是如此可怕的疾病，但在日本的成年男性中每 20 人就至少有 1 人患病，所以说这是距离我们很近的疾病。虽然患者大多是中老年男性，但正如前文中提到过的那样，亚洲人因为体形的问题，小孩、年轻人、女性患者也并不少见。

当然，睡眠呼吸暂停综合征也有轻度和重度的差异，朝日大学齿科部教授大仓睦美老师等人只针对不肥胖的睡眠呼吸暂停综合征患者进行的调查结果显示，处于中度以上严重情况的男性为5%、女性仅为 2%。

危险驾驶造成交通事故的原因也是睡眠障碍？

即便没有睡眠呼吸暂停综合征，如果睡眠负债累积的话也会发生严重的事故。20 世纪 90 年代后半期，美国新泽西州一个名叫麦琪的学生在高速公路上开车时，遭遇碰撞事故当场死亡。经调查后发现从旁边撞过来的肇事车辆的司机连续 30 小时没有睡觉。

如果是酒后肇事，一定会受到刑事处罚，但当时并没有法律规定"不睡觉的司机不能开车"。因此，肇事司机只赔偿了几千块钱的罚款就没事了，甚至都没有被关押。虽然事故调查人员也检查了事故发生时肇事司机摄取可卡因的情况，但可卡因的半衰期很短，在发生事故时并没有从肇事司机的血液中检测出可卡因，因此法院判定肇事司机没有受可卡因的影响。

麦琪的母亲失去女儿后，非常悲痛。

为了避免再次出现像麦琪一样的悲剧，她四处奔走，终于促使政府在几年后出台了"连续 24 小时以上不睡觉仍然继续开车会受到刑事处罚"的法律。

疲劳驾驶与酒后驾驶一样危险

打瞌睡又叫微型睡眠，因为这不是"稍微休息一下"，而是完全睡着了。虽然时间只有 1 秒到 10 秒左右，但如果是时速 60 公里的汽车，4 秒就能前进约 70 米。在驾驶员意识完全丧失的状态下前进 70 米的汽车，很有可能撞进人群、店铺和闯过红灯……会发生什么样的惨剧不可想象。

美国曾经开发出一个检测人在枯燥无聊的状态下反应有多敏感的测试，这个测试也常用于睡眠医学领域。在显示屏上会随机出现大约 90 次圆形的图案，受试者需要在每次图案出现时按下按钮。

处于醉酒状态的受试者,随着酒精在血液中的浓度升高,反应速度会降低。在日本,如果在血液中检测出 0.05% 的酒精,司机就会被取消驾驶执照,因为此时与不饮酒时相比,司机反应速度降低了约 8%。如果在不睡觉的情况下进行同样的实验,连续 18 小时不睡觉的话,司机反应速度也会降低到同等程度,因此美国新泽西州规定,如果司机 24 小时不睡觉仍然继续驾驶汽车会受到刑事处罚。后来,关于疲劳驾驶的法制化又发展到其他 2 ~ 3 个州,直到现在,全美国都认识到了疲劳驾驶的危险性。但疲劳驾驶终究只能通过自己承认,或者事故后的调查来判明,所以它现在也没有像禁止酒后驾驶那样得到普及。全美汽车协会 [AAA 财团:推动交通安全的美国团体,类似于日本 JAF(日本汽车联盟)的组织] 的调查报告指出,在致人死亡的交通事故中,16.5% 的原因是司机睡眠不足、困倦和打瞌睡,这个数值和司机酒后驾车造成的死亡事故一样高。

在日本,老年人开车导致的交通事故和饮酒造成的危险驾驶都是备受关注的问题,但也应该认识到"有睡眠负债的人和有睡眠呼吸暂停综合征等睡不好的人也同样危险"比较好。

我的意见是,"开车的人更要注意提防白天的困倦"。

问题不在于司机而在于"我们"

美国一项针对长途卡车司机的调查显示,越胖的人出事故越多，而且估计他们有相当大的概率患有睡眠呼吸暂停综合征。也就是说，如果有肥胖和睡眠呼吸暂停综合征的话，发生事故的概率就会增加 2 ~ 3 倍。

长途司机横穿广阔的美国，过着熬夜等不规律的生活，即便休息也只能在狭窄的车内，开车的时候只能吃垃圾食品，营养不够均衡。这样的工作方式更容易导致肥胖、增加睡眠负债、患上睡眠呼吸暂停综合征等，增加发生事故的风险。在日本也发生过夜间巴士的事故，可能发生事故的司机也处于相似的工作环境吧。

将责任都推到司机身上确实很容易，但"司机们"运送的货物又是谁订购的呢？答案是享受次日达配送便利的"我们"。

我认为无论是美国还是日本，国家和企业都应该更加认真地思考对策，将白天的困倦和睡眠负债作为社会整体的问题来解决。另外，我认为将自动驾驶应用于高速公路的卡车上，比应用于私家车上更有意义，这个想法仅代表我个人的意见，目前自动驾驶还存在技术问题。在一条高速公路上连续行驶数小时，这种单调的驾驶是否必须由人类来进行呢？如果让无人驾驶的卡车在高速公路上行驶，可能会更加安全吧。

同时，在第 6 章，我将给大家介绍一些白天可以尝试的方法，这些方法能够让我们拥有更高的睡眠质量，毕竟保护自己的身体是我们自己应该做的事情。

第 6 章

通过睡眠来提高！

关于"生活品质"的
课程

Q 担心自己患有睡眠呼吸暂停综合征

A 可以用智能手机把自己睡着时的情况拍摄下来

良好的睡眠和良好的清醒是相连的，两者密不可分。

因此，请努力让自己过上生物钟平稳运转的有规律的生活吧。从早上起床到晚上再次入睡，都要有规律地度过。早晨沐浴在阳光下，白天适当地进食和运动的话，到了晚上自然就会犯困。只要入睡顺利，就能得到良好的睡眠。受益于"黄金 90 分钟"，大脑和身体都会焕然一新，所以第二天早晨醒来时也会感觉很舒畅。

当然，这只是理想状态，实际的生活肯定会有所不同。每个人都会面临压力、忙碌等意料之外的种种情况。即使工作顺利，也可能需要倒班、上夜班。因此，在本章，我将为大家介绍在有限的条件下提高睡眠质量的方法。

在课程开始之前，我想先说明一下能够破坏白天所有努力的睡眠呼吸暂停综合征。这是降低睡眠质量的最主要原因，如果不及时治疗，不仅会影响睡眠质量，还会危及生命。有以下症状的人，在阅读提高睡眠质量的诀窍之前，请先去睡眠门诊就诊吧。

最近变胖了，衬衫的衣领感觉有点儿紧

亚洲人由于骨骼的原因呼吸道比较狭窄，即便如此，肥胖仍然是睡眠呼吸暂停综合征的最大诱因。从解剖学的角度来说，肥胖会导致气道脂肪和软组织肥厚，脖子就会松弛并变粗。

"和年轻时相比胖了 10 ~ 20 公斤"的人尤其需要注意。感觉脖子周围变粗也是一种危险信号。"最近，衬衫的领子变紧了""穿高领的衣服很难受"，有这种情况的人请检查一下吧。

打呼噜

打呼噜的人也是睡眠呼吸暂停综合征患者的"预备军"。软组织肥厚使气道变狭窄是导致打呼噜的原因之一。如果被家人提醒自己睡觉的时候打呼噜的话，最好注意一下。

用智能手机拍摄自己睡觉时的情况

可以向家人或伴侣询问自己睡觉时的情况。

"打呼噜很厉害，有时很长时间不喘气。"

如果被这样说的话就要注意了。

自己单独生活，或者"无法让别人一整晚都看着自己睡觉"，但仍然担心"我可能也是睡眠呼吸暂停综合征患者"的人，可以试着用智能手机来拍摄自己睡着的样子。

查看视频时，需要注意的重点有三个：

1.有没有打呼噜；

2.呼吸有没有停止；

3.脚有没有突然移动或有规律地移动，有没有突然起床。

1和2很明显就能看出来。3的情况有个学名叫作"不随意运动"，需要注意腿部有没有按照一定的节奏运动。睡眠中有可能会出现知觉异常，导致腿部瘙痒，有时会无意识地用手揉、双腿摩擦等，也可能会伴有疼痛。

有一种叫作"周期性肢体运动障碍"的疾病，表现为腿部有规律地运动。如果只是这样的话对睡眠的影响程度并不大，但如果同时伴有异常知觉的话，就会变成"不安腿综合征"。腿部瘙痒难耐，对睡眠的影响就会变大，使人无法好好睡觉。这种疾病在儿童中也偶有出现，但相关研究报告显示，主要的发病人群为40岁以上的中老年人，与男性相比，女性患者的比例更高。科学家们推测，铁代谢和多巴胺神经传导的功能异常以及几个遗传因素是导致发病的原因，接受肾透析治疗的患者也多发此类疾病。现在有许多对症治疗的药物，只要缓解了腿部的不适，睡眠质量也会变好。

睡眠时的不随意运动，就像儿童时期梦游和说梦话等，大多是随着成长就能自动治愈的良性疾病，但是除了不安腿综合征以外，还有高龄发病的不随意运动。一般情况下，做梦时身体是不会活动的，但是有 REM 睡眠行为障碍的患者，身体就像是在实际体验梦境一样活动。当我们做梦的时候，在大脑皮层的运动区可以检测到就像真的在运动一样活跃的神经活动。因为在做梦的时候突然跑起来的话会很困扰，所以通常大脑会控制肌肉无力使身体不能行动，但是在大脑无法控制的时候就会出现 REM 睡眠行为障碍。简单来说就是与"鬼压床"完全相反的症状。在极端的情况下，如果做格斗比赛的梦就会真的猛烈地踢腿和打出拳头，有时甚至会危害到睡在旁边的伴侣。这种疾病多与帕金森病和莱维小体病合并发病，是在 REM 睡眠时控制肌肉无力的机制出现障碍的神经系统变性疾病，有进一步恶化的可能性。

拍摄视频能够用来帮助诊断上述睡眠时的不随意运动。可能的话，最好在"普通的日子、疲倦的日子、喝酒的日子"三种不同情况下都拍摄视频，有助于区分严重的情况和不严重的情况。

如果视频中的你总是大声打呼噜、呼吸暂停，请立即去睡眠门诊就诊。

Q 有没有能够提高睡眠质量的运动？

A | **每周 1 ~ 2 次，傍晚进行有氧运动吧**

要想提高睡眠质量，请在清醒的白天提高体温。保持身体张弛有度的节奏非常重要，如果在白天的时候提高体温，晚上体温就容易下降。这样一来，入睡之后肯定能够获得"黄金 90 分钟"，交感神经和副交感神经的交替也会顺利进行。

运动的时间要选在"夜晚以外"

无论是早上、中午，还是傍晚，运动都能提高睡眠质量，但晚上睡觉前要避免剧烈运动。运动不仅能够使体温升高，还能刺激多巴胺、肾上腺素等的分泌，使情绪高涨、交感神经占优势。这样反而对睡眠没有好处。

此外，我们的调查发现，"有睡前剧烈运动习惯的人，会增加感染新冠的风险"。外出跑步或在健身房健身都会增加与感染者接触的可能性，肌肉锻炼等剧烈运动可能会立即降低免疫力。

轻微的伸展和瑜伽等放松运动能够关闭大脑的清醒开关，所以对入睡有效果，但是不建议在晚上进行会导致体温波动的剧烈运动。

另外，早上或中午做会出汗的运动会引起体温波动而导致困倦，所以选择在傍晚运动对睡眠比较好。

与肌肉锻炼相比，每周最好进行几次有氧运动

与运动和睡眠相关的论文数量十分庞大，我也无法将所有的论文都仔细阅读一遍，但一般来说，有氧运动被认为能够"提高睡眠质量"。与肌肉锻炼相比，慢跑和步行对睡眠更有效。如果是老年人的话，遛狗的运动量就足够了。没有狗的话可以夫妻二人一起散步，没有伴侣的话一个人散步也是可以的。

无论是每周 1 ~ 2 次还是每天进行有氧运动，都对睡眠有很好的效果。具体来说，入睡更加顺利，半夜醒来的次数会减少。深度睡眠增加，睡眠时间也变长。值得注意的是，即使是短时间的运动也能使人获得深度的高质量睡眠。因为运动有许多好处，对自己的睡眠不满意的人请一定要尝试一下。虽然目前还不清楚其中的机制，但有报告显示，运动能够增加影响睡眠的细胞因子的分泌。

如果是忙得没有时间运动的公司职员，可以在下班回家时提

前两站下车，然后走路回家。或者在傍晚一边购物一边散步。

　　只要运动起来，即使时间很短也能获得优质的睡眠，偶尔绕个远路，让自己多走一段路，反而能够提高生活质量。

　　我有一次和朋友一起散步 2 小时左右，结果那天晚上睡得非常好。但遗憾的是，不可能仅仅为了睡个好觉就每天都散步 2 小时。

Q 看了一天手机和电脑会对睡眠造成不好的影响吗？

A | **天黑之前逐渐减少看的时间吧**

安德斯·汉森在其出版的畅销书《智能手机大脑》中指出，全球范围都出现了智能手机依赖的现象。长时间使用智能手机会出现大脑过度疲劳，引发睡眠障碍、认知功能降低等严重问题。

光不只能被"看见"还能被"感知"

前文中已经说明过，早晨沐浴在阳光下，帮助入睡的褪黑素就会停止分泌，人体的生物钟会意识到"天亮了"并进行调整。

光不只能被"看见"，还能被"感知"。光通过视网膜进入大脑，被不同于视觉（视锥，视杆）的第三眼（黑视蛋白）的受体感知，通过上颈部的神经节到达松果体。

人的松果体位于大脑中心的最下部，而鸟的松果体位于头部的顶端。鸟类的大脑中也存在一种类似黑视蛋白的受体，所以整个大脑都能感知到光。比如候鸟就是通过这些光感受器来感知阳光的，除了昼夜节奏之外，候鸟还可以在没有任何交流的情况下，在同一季节向同一方向飞去。这简直就像是能够感知时间和季节的 GPS 一样。

智能手机的光是能够使人清醒的光

智能手机的光，准确地说应该是电磁波，分为肉眼能够看到的可见光和肉眼看不到的不可见光。可见光的波长为 350nm 至 800nm，400nm 以下的波长是紫外线，700nm 以上的波长是红外线。蓝光的波长在 380nm 到 500nm 之间，其中波长 470nm 左右的蓝光会对褪黑素产生刺激。智能手机和电脑上发出的蓝光就是接近紫外线的很强的光。

紫外线的伤害可以说是众所周知，据说会导致身体疲劳、皮肤老化和免疫力下降。蓝光的危害仅次于紫外线，所以对人体的伤害也很大。但是蓝光同时具有使人清醒、提升活动度和情绪的作用，还能提示季节和时间的变化，所以并不能一口咬定蓝光是有害的。只有在不适合沐浴蓝光的时间段沐浴蓝光才是有害的。

蓝光能够改善抑郁症吗？

说起睡眠与蓝光之间的关系，蓝光能促进清醒，抑制褪黑素的分泌。这就是为什么晚上不能看蓝光的原因，但也有报告显示，蓝光不仅有使人清醒的效果，还会影响心情，对改善抑郁症、预防自杀都有效果。这项研究报告是在 2006 年发表的，其中还有许多尚未搞清楚的地方，但蓝光对抑郁症的治疗效果，在季节性情感障碍（冬季抑郁症）和非季节性情感障碍中都得到了确认。现在治疗抑郁症的方法之一是使用高照度发光设备，每天早上用 5000 ~ 10000 勒克斯的光照射 30 分钟 ~ 60 分钟，考虑到波长的影响，今后也有可能开发出更简单的治疗方法。

最好在天黑后减少看电脑和手机的时间

太阳光包含从短波长的紫外线到长波长的红外线的所有光，是这个世界上最强的光。蓝光即便有影响，也不像太阳光那么强。

但因为蓝光和太阳光一样有使人清醒的效果，所以到了晚上，智能手机和电脑也最好和太阳一样"落山"，不影响夜间的休息。

白天使用手机和电脑有让人清醒的效果，但是晚上使用就会有不好的影响。当然，这只是关于手机和电脑的蓝光的情况，如果说手机整体对睡眠的影响，那就是另外一个话题了。

前文中已经提到，年轻人中把智能手机放在床边的人高达七八成，而且今后这个比例只会越来越高。睡觉前使用智能手机对睡眠和身体的节奏肯定有不好的影响，最好的解决办法就是尽量限制使用时间，而且尽量避免受到刺激。以我个人为例，有个

人经常发来让人生气的邮件，而且有时会晚上发过来，每次看到
这个人发来的邮件都会让我气愤得睡不着觉。所以我就决定不在
晚上看那个人的邮件。这样一来我就能睡得很好，而且早上再看
到同样的邮件也不那么生气了。像这样，即便只是很小的调整也
能让睡眠质量得到改善。

Q 哪些食物对睡眠有好处?

A | **选择富含氨基酸的食物吧**

褪黑素具有降低体内温度、促进睡眠的作用,还有提高免疫力的作用。

哪些食物能够成为合成褪黑素的"材料"?

对于这个问题,答案是含有氨基酸成分的食物。大豆制品、乳制品、谷类等食物中含有的色氨酸在体内会变成 5- 羟色胺,有助于合成褪黑素。

但并不是说"只要吃了这些食物,身体内的褪黑素就会越来越多"。如果长期缺乏色氨酸和 5- 羟色胺确实会出现一些问题,但更重要的是保持生活习惯的张弛有度,夜间避免光线照射。年轻人一般都会分泌足够的褪黑素,不需要额外的补充。最好的办法还是过有规律的生活,在早上好好地沐浴阳光,通过调整生物钟"关闭抑制褪黑素分泌的开关",这样更有效果。

褪黑素与生殖和癌症的关系

褪黑素具有抗氧化的作用，有助于抗衰老，但随着年龄的增长，褪黑素的分泌量也会减少。究竟是因为分泌量减少而衰老，还是因为衰老导致分泌量减少，这可能是先有鸡还是先有蛋的问题，但褪黑素的抗氧化作用是千真万确的。

"那么，上了年纪之后多吃大豆制品和乳制品应该比较好吧？"

可能有人会有这样的想法，但通过食物摄入褪黑素是非常有限的，不能说完全没有效果，但也不会有太明显的效果。

褪黑素除了有调整睡眠和生物钟节奏的作用之外，还有其他的作用。用于实验的小白鼠中经常会出现"无法分泌褪黑素的小白鼠"。因为这些小白鼠比其他小白鼠更早进入发情期并生下后代，所以可能只是偶然选择了这样的小白鼠作为实验个体。当然，因为与睡眠和身体节奏有关的物质不仅仅是褪黑素，所以即使是这样的小白鼠，睡眠和身体节奏也没有什么特别的异常。但有报告称，如果给人类从小就注射褪黑素，初潮时间会推迟，由此可见，褪黑素与生殖之间也存在联系。

褪黑素还会影响细胞增殖，在动物实验中，产生了"抑制癌细胞增加"和"致癌"两方面的结果。

如果只是吃大豆制品或乳制品的话不需要特别在意，但"为了睡眠更好而吃褪黑素补充剂"的人需要知道，吃褪黑素也有正反两方面的影响。从这个意义上来说，合成的褪黑素可能是安全的，但儿童和孕妇还是应该小心服用。最近日本也批准了使用褪黑素制剂改善儿童期神经发育症伴随的入睡困难。在这种情况下，神经发育症的病情可能与褪黑素分泌不足有关，所以吃褪黑素被作为补充疗法。

草药是经过时间验证的"保健品"

说起食物，总有人问我"这种香草对睡眠有好处，到底有没有科学依据呢"。虽然草药并不是对所有人都有效果，但我对其持肯定态度。

"如果是自古流传下来的草药，应该会有一定程度的积极效果。如果完全不起作用，或者有很强的副作用，几百年来应该早就被淘汰了"。

只要符合自己的喜好，无论是洋甘菊茶还是热牛奶，都可以积极地尝试一下。

晚上喝咖啡也不必戒掉

虽然"咖啡因能使人清醒"，但很多人都有吃完晚饭后喝一杯咖啡或茶放松一下的习惯。没有必要仅仅因为"可能对睡眠不好"而放弃。

这个世界上充斥着大量的信息（本书也包括在内）。所有的方法都不会完全适用于所有的人。

　　请永远记住一点，我们不是为了睡眠而活着，而是为了生存而睡觉。

Q 胃不舒服睡不着觉，是因为晚上喝太多、吃太多导致的吗？

A | 可能是因为反流性食道炎

经常听到有人说，"如果吃完饭和喝醉酒之后马上睡觉的话，第二天早晨起来会有种睡眠不足的感觉"。那么，什么样的晚饭会导致"睡眠质量下降"呢？

晚上吃拉面是导致睡眠不好的原因

作为对睡眠有好处的食物，首先要避免晚上感到饥饿。正如前文中提到过的那样，如果人体分泌出能够打开清醒开关的促食欲素就会导致睡不着觉。但话虽如此，如果吃多了或喝多了，睡眠质量也会变差。尤其是胃酸过多引发的反流性食道炎会极大地降低睡眠质量。

因此，请将可能导致胃酸过多的油腻和咸辣的食物从晚餐菜单上删掉。很多人在喝酒后都习惯吃一碗浓汤拉面，这就是降低睡眠质量的元凶。不管喝酒还是吃饭，最好能在睡觉前 2 ~ 3 小时结束是最理想的。

反流性食道炎、新冠病毒、睡眠呼吸暂停综合征的"致命三重奏"

有一次，我在拉斯维加斯近郊极寒高地的一家餐厅里，一边想着"这里的菜太咸了"一边勉强自己吃完，结果因为胃酸过多而一晚都没睡好。第二天早上我换了一家餐厅吃饭，结果发现这里的饭菜也很咸，我这才知道美国也有吃盐这么多的地区。说起那一晚，不只晚上昏昏沉沉，就连早晨起来也感到非常难受。只持续了一晚的胃酸过多都如此痛苦，这也让我切实地感受到"原因不明的失眠症的真实身份是反流性食道炎"。反流性食道炎在日本也有增加的趋势。

虽然还没有明确因果关系，但也有数据显示，患有睡眠呼吸暂停综合征的人中有很多人也患有反流性食道炎，而服用治疗的胃药（质子泵抑制剂）会增加感染新冠病毒的风险。

我认为，吸烟、饮酒、生活习惯病和肥胖应该是"致命三重奏"的共同点。正因为如此，要想提高睡眠的质量，晚餐应该尽量减少盐分和油脂的摄入，并且在睡觉前 3 小时吃完。从理论上来说，有助于睡眠的"冷晚餐"比较好，但我认为用不降低生活质量的温馨美味的饭菜来放松一下或许更好。

Q **有没有对睡眠比较好的床品？**

A | **使用不会积攒热量和湿度，能够让大脑冷却下来的枕头吧**

　　降低体温能够关闭清醒开关，但降低体温的方法少之又少。饮食和运动都会使体温上升，虽然过一段时间之后体温会下降，但考虑到消化和疲劳等因素，可能对入睡有坏处。在有助于入睡的方法中，洗澡之所以备受关注，是因为这是为数不多的被证实有效的方法。在第 3 章中我已经为大家介绍了正确的洗澡方法，那么从浴室出来之后，有没有适合睡觉的床品呢？让我们来关注一下"温度和湿度"吧。

体温不行就室温？

　　虽然人类的体温不会随气温而变化，但舒适的室温有助于睡眠。在严寒和酷暑中很难入睡，大家应该都有这样的经验吧。

　　一般来说，"冬天 19℃，夏天 25℃"被认为是比较舒适的温度，但也有个体差异。而且室内外温差太大的话也会有一定的影响，所以我一般在冬季会将室内温度设定为 22℃，夏季设定为 24℃。这是我出差住在酒店时的标准，在自己家里的话就没有这么严格。即便室内温度在 19℃ 或 18℃，体感会有一些冷，但仍然可以睡得着。如今，全球气候变暖，身体健康的人一年 365 天都为了舒适的睡眠而开空调恐怕不太合适，而且也要考虑电费的问题。当然，具体应该怎么做还是要看个人的判断。

帮助入睡的神奇产品

在无法控制室温的情况下，就轮到人类伟大智慧的结晶——床品出场了。不过，入睡最重要的是体温的变化，而不是"维持温暖"。

总有人问我"有没有能够让人睡得更好的床品？"，这个问题很难回答。

我所在的美国西海岸，不但拥有很多企业家，还有专门进行各种研究的斯坦福大学，所以在这里有很多致力于这种开发的人。

我曾经受邀参观过几种产品，其中也有我个人感觉"或许对治疗失眠症有效果"的，但是这些设备大多非常复杂，比如"睡觉前在床的这一部分放入热水做足浴，按下杠杆进行设置……"，如果"哆啦 A 梦"拿出这样的道具，大雄一定会说"太麻烦了，我不用！"睡觉是每天都要做的事情，换成是我也不愿那么麻烦。

出于上述原因，斯坦福的生理学研究人员开发了一个有趣的手套。虽说是手套，但体积也不小。这个手套的内侧带有吸引装置，将手放进去之后，吸引装置会施加负压，使手部的血管扩张。当手脚部分的血管扩张后，如果对手脚进行加热，体内温度就会立即上升，冷却后又会迅速下降。这个手套原本是为运动员开发的，因为在运动中和运动后使用这种手套有助于恢复体力。在斯坦福和美国军方的联合研究中也应用这一技术开发了类似功能的靴子。这种手套和靴子因为可以调节体内温度，所以对入睡也很有帮助，但每当提到将这些设备用于睡眠的问题时，开发者总是回答说，入睡时穿脱、开关接通等复杂的操作反而会妨碍入睡。对此我也完全同意。

选择"枕头"是最简单的方法

虽然用床品控制体温很难做到，但入睡的时候人体的热量会通过皮肤散发，体温也会下降。所以，尽量选择透气性好、不会凝聚热量的床品吧。尤其在闷热的夏天，请选择透气性好的床品。

最容易选择的是枕头。枕头的高度和硬度等都可以根据自己的喜好选择，但为了避免睡眠呼吸暂停综合征，最好选择一个不会弯曲气道使其阻塞的枕头。枕头过高会使气道弯曲闭塞，但枕头过低虽然能保证气道畅通，却会使颈部不自然地伸张，可能导致后脖颈疼痛、头部沉重、肩胛骨周围酸痛等。

此外，很少有人知道，其实大脑温度与体内温度是联动变化的。也就是说，入睡时需要降低头部的温度。同时降低体内温度和头部的温度，可以更容易入睡并进入"黄金 90 分钟"，但到目前为止我都没有发现针对这一点开发的枕头。

在夏季的夜晚，我有时候会使用添加了冷却剂的枕头，但是这种温差太极端了。透气性好的枕头就能保证适度的凉爽而且不会发热。不会使湿气聚集的材料有散热效果，也不会因为汗水的湿气而增加不适感。所以，请找个"高度适中，不会凝聚热量和湿气的枕头"吧。

我担任研究顾问的 BRAIN SLEEP 公司就销售拥有出色透气性能够让头脑降温的枕头"BrainSleep Pillow"，同时还有其他的床品。这些床品都凝聚了有助于进入"黄金 90 分钟"的科技，大家不妨尝试一下。

Q 因为新冠疫情而居家导致生活节奏混乱

A | 固定入睡和起床的时间

　　根据一项以 1 万人为对象的在线调查，2020 年日本人的平均睡眠时间为 6 小时 27 分钟。而到了 2022 年，这个时间变成了 6 小时 48 分钟，多了 21 分钟（BRAIN SLEEP 公司的调查）。

　　虽然根据不同的调查结果来比较睡眠时间没有什么意义，但 OECD 成员国的平均睡眠时间是 8 小时 25 分钟，这说明日本人的睡眠时间虽然得到了一些改善但仍然有睡眠负债。可能是因为受新冠疫情的影响，在家工作的人数增加了吧。如果不用通勤的话，睡眠时间就能相应地增加。

远程工作打乱了生活节奏？

　　同样的调查还发现，在进行远程工作的人群中，"整个生活节奏向后偏移的夜猫子"越来越多。而且由于生活节奏、睡眠节奏的紊乱，导致睡眠的质量也下降了。

OECD 成员国的睡眠时间（分/天）①

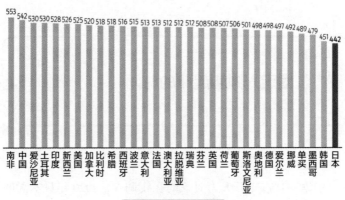

日本超过韩国位于最后一名

该调查以几个指标为基础，对睡眠质量也进行了问卷调查。有趣的是，回答睡眠质量下降最多的是"每周一两次在家工作的人"。"几乎每天都在家工作的人"和"完全没有在家工作的人"睡眠质量下降的情况则没那么多。而"有时候在家，有时候在公司，每天的生活节奏都不同的人"都回答睡眠质量变差了。

由此可见，并不是因为远程工作导致生活节奏紊乱，而是生活节奏不能固定，导致睡眠质量下降。因为新冠疫情而居家导致生活节奏紊乱的人，应该属于同样的情况。

---

① 根据 OECD 公布的 2018 年的数据制作。

固定入睡和起床的时间

今后，随着疫苗和口服治疗药物的普及，新冠疫情会逐渐平息，或者变成和季节性流感一样的疾病。然而，已经得到普及的远程工作也不会完全消失。这样的话，因为工作的关系被打乱生活节奏的人会越来越多。

此外，辞去工作的人、育儿告一段落的人，虽然"从今天开始自由了"，但在没有限制的日子里，同样存在着生活节奏紊乱的危险。这种生活节奏的变化也与倒班工作者的睡眠和健康障碍有关。

如果能自己决定时间的话，最理想的就是固定入睡和起床的时间。如果是工作比较忙碌导致睡觉时间无法固定的人，至少应该固定起床的时间来保证生活的节奏。

导致睡眠质量下降的"职业"

根据 BRAIN SLEEP 公司的调查，因为生活不规律导致睡眠质量下降的职业，排名第一的是建筑业，其次是职业司机。年轻的企业家也无法保证睡眠时间。从事媒体、商社等工作也可以说是有生活不规律风险的职业。

长途汽车司机和卡车司机因为夜间行驶造成的昼夜颠倒，可能导致严重的交通事故。

很多年轻的创业者也经常熬夜。他们因为年轻，精力充沛又充满热情，所以经常会不眠不休地工作，但从长远来看，"不睡觉努力工作的方式"非常危险。不管是成功之前的路还是成功后的路都很长，牺牲睡眠的做法是不可持续的。但有趣的是，上了年纪的经营者大多都有较好的睡眠。究竟是因为年轻的时候牺牲睡眠时间工作的人取得了成功，成了稳定的经营者，还是年轻时就保证睡眠时间的人会成功呢，这是一个值得思考的问题。

人类的体温在白天变高，夜晚变低，具有非常稳定的节奏。从日本去美国的旧金山，有 17 小时的时差（实际上是以 24 小时为基点，需要向前调整 7 小时的时差），有人说，到了之后，强行按照当地的时间起床，按照当地的时间吃饭。就能将"自己的节奏"调整为"当地节奏"。但实际上不管自己怎么调整，一天只能调整 1 小时左右。正如前文中说过的那样，向前调整比向后调整要难得多。所谓昼夜颠倒的生活，就是过与自己稳定的节奏相反的生活。这会导致睡眠质量下降也是理所当然的。

倒班工人的苦恼

从事制造业的工人经常每两周倒班一次，好不容易在两周内辛苦调整为夜间工作的节奏，结果又必须重新调整为白天工作的节奏。像这样的生活还是反复发生。

我有时会接到航空公司和制造企业的委托，希望能够从我这里得到关于倒班工作的建议。我通过和产业医生交流，以及亲自前往各个公司的现场调查，发现在有时差的地方工作，反复交替地倒班等工作方式，身体的负担非常重。话虽这么说，医务人员和在 24 小时生产线上工作的人要想过"有规律的生活"也是不可能的。

自己体内的生物钟变得紊乱，叫作"内部失调"，航空公司的乘务员和倒班工人就总是处于这种情况。本来内部失调指的是同一生物体内不同的昼夜节律自然地显示出各自不同的周期。相对的，还有"外部失调"的说法，时差和倒班一般使用"外部失调"这个词，但外部失调的情况在调整生活节奏的过程中也会产生内部失调。为了避免混乱，本书将这两种失调统一看作是生物节律的"失调"。

我认为，在睡眠专家与生物节律专家的通力合作下，应该能够找到尽量减少身体负担的倒班方法。例如，通过数学方式计算体温节律和实际生活节律之间的偏差，可以计算出一天的失调程度。同样也可以算出每个月和每年失调的总和，从而算出一个月、一年的失调量，如果这些数值达到最高值，就会严重影响健康和工作效率。通过各种可能的倒班方式来模拟这一年的失调量，就能提出最可行的理想倒班方式。只要睡眠研究专家、时间生物学专家与数学家合作，想要实现这一项目并不困难。企业可以尝试实际执行推荐的倒班方式，以验证员工工作效率是否提高，对员工的健康损害是否真正减少。

如果是从事正常时间工作的人，可以通过固定入睡和起床的时间来最大化昼夜节律的效果，提高睡眠质量。

对野生动物来说，日照时间、月亮的盈缺等都对睡眠、体内节律和生殖有很大的影响。毫无疑问，人类的这些基本生理反应也会受纬度、高度、季节等的影响。比如北欧地区的人就会出现季节性情感障碍（冬季抑郁症）。在当今社会，大都市 24 小时都不眠不休，再加上暖气和空调，让人越来越难以感受到昼夜的交替和四季的变化，但想必大家都有过"春眠不觉晓"的经历吧。虽然也有古话说"春困秋乏夏打盹儿"，但实际上很少有人会有"秋乏"的感觉，而普遍会有"春困"的感觉，这可能是因为随着春天的到来，天气逐渐变暖，自主神经中的副交感神经逐渐占据优势地位了吧。

第 7 章

"孩子和家人的睡眠"课程

Q 孩子睡眠不足会影响学习状态吗？

A | 不但会影响学习状态，还会影响大脑发育

前面 6 章，讲述的都是与自己的睡眠有关的内容。在最后的这一章，我们来讲一讲关于家庭睡眠的课程吧。

虽然我在前面提到，"如果你有睡眠的烦恼，不要和年轻时的自己做比较，而是和同龄人做比较"，但在不同的年龄段，睡眠情况也会发生改变。

家里有小孩子的人，有考生的人，人到中年为伴侣的睡眠而烦恼的人，担心高龄的父母的人，在第 7 章中，就面向这些人进行说明。

这些人虽然自己没有睡眠的烦恼，但是很在意家人。

日本儿童的睡眠负债全世界第一

日本人的睡眠时间很少，排世界倒数第一，日本的儿童也一样。大概是因为受到父母生活习惯的影响，所以整个家庭都睡觉

很晚。

睡眠负债的坏处对孩子也一样。

1. 白天感到困倦；

2. 烦躁、易怒；

3. 上课时坐不住，难以理解课程内容；

4. 没有干劲；

5. 出现疲倦感等身体症状。

这种状态很明显会影响学习。但在那之前，睡眠负债还可能会对身体健康和大脑发育产生不良影响。

儿童应该睡多长时间？

实验中经常使用的豚鼠，刚一出生眼睛就看得见，而且有牙齿，大脑也和成年豚鼠一样。因此，婴儿豚鼠的睡眠时间也和成年豚鼠几乎相同。

而人类的婴儿刚出生时眼睛看不见、没有牙齿、不能走路，可以说是在相当不成熟的状态下出生的，所以从出生之后就一直在睡觉。刚出生的婴儿几乎都是 REM 睡眠。为什么婴儿总是在睡觉呢？科学家们认为睡眠与大脑发育有关。尤其是 REM 睡眠与大脑发育关系密切。婴儿豚鼠与成年豚鼠的 REM 睡眠时间基本相同，也从另一个侧面证明了上述猜测的准确性。

BRAIN SLEEP 公司与 NTT 东日本公司合作，以家里有 3 岁到 9 岁孩子的 5774 名父母为对象，进行了睡眠实态调查。一般来说，孩子理想的睡眠时间，3 岁至 5 岁为 10 ~ 13.5 小时，6 岁至 9 岁为 9 ~ 11 小时。但从调查结果来看，日本的孩子在任何年龄段都比世界标准睡眠时间少 1 小时左右。

父母妨碍了孩子的"大脑发育"？

在上述调查之中，睡眠负债最多的是 5 ~ 6 岁的孩子，比理想睡眠时间少 1.5 小时到 2 小时。大概是因为上小学的时候，需要 14 ~ 16 小时连续保持清醒吧。

儿童的大脑处于发育阶段。一般情况下，儿童成长到 8 ~ 12 岁大脑才逐渐发育完成，12 岁左右就可以与成人有相同的睡眠时间。因此，对年龄比较小的孩子来说，睡眠仍然是必要的。但是如果父母习惯晚睡，对孩子的影响很不好。这很可能影响孩子的大脑发育。

另外，日本孩子晚上入睡的时间比理想时间晚了 50 分钟左右，虽然早上起床的时间也晚了几分钟，但是这样并不能弥补睡眠不足。尤其在周末的时候，日本的孩子起床时间更晚，这是存在睡眠负债的征兆。可能是受父母工作的影响吧。

如果父母的睡眠习惯紊乱，孩子的睡眠习惯也会紊乱。这样的孩子经常会出现缺勤、感冒、头疼等情况。如果你想让孩子健康成长，就应该了解孩子睡眠的重要性，并根据孩子的年龄选择合适的睡眠方式。

只有父母认识到"睡眠很重要"，才能拯救孩子的睡眠负债。

孩子的睡眠得到改善之后缺勤的情况大大减少了

大阪堺市教育委员会就意识到了"如果不是大家共同努力，孩子的睡眠负债就不会减少"这一问题。以教育委员会的木田哲生老师为中心，对熬夜的孩子进行了睡眠教育，结果这些孩子的睡眠时间增加，缺勤的情况大大减少。给家长发送邮件，督促孩子早睡的"健康日"活动也备受关注。堺市教育委员会通过对过去 4 年来缺勤学生的年度变化数据进行比较，发现接受睡眠教育的学生中缺勤的人数减少了三成左右。孩子在学校上午感到困倦、不活跃、学习兴趣下降，父母往往很难觉察。因为这些身体节奏延后的孩子在放学回家后反而比节奏正常的孩子更有活力。而孩子早晨起不来的话，溺爱孩子的家长就会给孩子请假。因此，老师和家长之间的联系也很重要，老师不仅要关注学生的成绩，还要留意学生的睡眠和生活节奏。

现在，孩子的睡眠可以说是需要政府、学校、家长合力解决的重要课题。

Q 孩子似乎在上课的时候睡觉，可是
我已经让他睡很长时间了啊！

A | **确认一下孩子的睡眠质量吧**

与成年人相比，孩子的睡眠很容易被认为保证时间很重要，因为孩子的睡眠质量普遍很高。但有的家长也有这样的烦恼："晚上 9 点就让孩子睡觉了，早上 7 点才把他叫醒，却在开家长会的时候被告知孩子上课的时候打瞌睡。"这说明孩子的睡眠质量可能出现了问题。

睡眠呼吸暂停综合征会影响孩子长高？

孩子患有发作性睡病的情况十分罕见。

虽然也有儿童发作性睡病的病例，但比例只有 1/2000。除了发作性睡病之外，因为大脑疾病导致的原发性嗜睡症的发病概率更低，只有嗜睡患者的 1/10 左右，所以如果孩子上课的时候打瞌睡，最值得怀疑的还是患有睡眠呼吸暂停综合征。

儿童出现中等程度以上的睡眠呼吸暂停综合征的概率为

3.5%。比成年女性 2% 的发病率更高，这里有扁桃体肥大等因素的影响。除了打瞌睡、白天困倦、注意力不集中之外，严重的还会影响身高。

在接受扁桃体手术后，这种情况大多会得到改善，还有很多手术后身高增加的报告。

此外，还有让孩子从小就进行舌头运动锻炼，进行电流刺激，从用嘴呼吸变成用鼻子呼吸等方法。专门研究儿童睡眠的日本睡眠学会的睡眠专科医生很少。如果去睡眠专科医院就诊的话，可以请儿科医生检查一下。

另外，像鹿儿岛大学的佐藤秀夫医生那样，在牙科领域也有专门针对小儿睡眠问题进行研究与治疗的人。如果有烦恼的话就去专科医院找医生商量一下吧。

怀疑患有发作性睡病的中学生

在日本，因为住宅情况和生活习惯，父子在同一个房间睡觉的情况很常见。

虽然也有人认为应该效仿欧美让孩子一个人睡觉比较好，但父母和孩子一起睡的话，或许更容易掌握孩子的睡眠质量。在美国就有过这样的情况，孩子从小就自己睡觉，由于呼吸暂停而努力呼吸（呼吸道闭塞不能呼吸，所以胸廓大幅上下起伏）导致胸廓像漏斗一样变形。如果当时父母在旁边的话就不会出现这样的悲剧。

不久前日本出现了这样一个病例，有一名中学生因为白天总是睡觉被怀疑患有发作性睡病。

这个学生确实像患了发作性睡病一样，白天出现强烈的困意然后马上就会睡着，而且在入睡后会出现发作性睡病的主要特征之一 REM 睡眠，但没有这种疾病特有的兴奋之后会感觉筋疲力尽的症状。

医院为了对这名学生进行详细的检查而要求其住院治疗，因为当时只有多人间的病房，结果发现这名学生晚上在熬夜玩游戏。没错，正如你想的那样，这名学生白天困倦的原因是因为熬夜玩游戏！他的家人并没有发现他每天晚上都在玩游戏这件事，如果住院时住的是单间病房的话，可能也发现不了他晚上玩游戏这件事。

虽然这种情况只要改变生活习惯就能治好，但实际上改变生活习惯并不容易。即使是中学生，改变生活习惯也不能完全靠他自己，父母也要一起努力提供帮助才行。

儿童的睡眠问题都是良性的和一次性的

如果孩子在学校打瞌睡的话，家长就要把握孩子晚上的睡眠情况。如果感觉在孩子的房间安装摄像头不太好的话，至少可以在孩子睡着的时候去观察一下。

儿童睡眠时常见的夜尿症、说梦话、突然惊醒等统称为"睡眠异态"。

虽然关于这些症状尚未完全搞清楚，但大部分都是良性的。这是在大脑发育过程中出现的情况，会随着成长而改善，所以不用太担心。睡眠与大脑中的许多部位都有关联，例如在 REM 睡眠时会产生生理上的乏力，这种调节就是在大脑深处进行的。睡眠记录主要在大脑中进行，通过大脑皮质的神经活动同步或不同步来改变睡眠的深度。比如在 REM 睡眠和非 REM 睡眠中，如果肌肉的紧张程度没有降低，你就会说梦话、感到害怕，甚至开始四处走动。

处于发育阶段的大脑，各处的发展程度各不相同，因此可能会产生失调。这种失调在大脑充分发育后就会被纠正，所以孩子的睡眠异态，只要不是突然出现症状，或者症状变得严重的话，就没必要那么担心。

虽然父母应该对孩子的睡眠质量负责，但也要放松心态，不要过于神经质，这一点非常重要。

给有孩子的家长的一点儿睡眠建议

经常有人向我咨询关于婴儿和妈妈的睡眠问题。根据婴儿年龄的不同，以及妈妈工作情况的不同，建议也会有所变化。由于本书的篇幅有限，请允许我介绍另外一本书——《妈妈和宝宝的睡眠书》（爱波文著），该书由我主编，也提到了这些问题。

另外，也有很多有即将考试的孩子的父母提问。以前人们都建议废寝忘食地学习，这种做法在今天却备受质疑。毕竟仅凭一夜之间的死记硬背并不能将知识掌握。而且在近几年的入学考试中，需要根据课本上的知识展开思考的问题越来越多。在这种情况下，减少睡眠时间来死记硬背究竟还有多少意义呢？正如本书在一开始说过的那样，从科学的角度来说，良好的睡眠有助于记忆。

孩子早晨起不来，是否应该让他继续睡呢？

如果情况很严重的话，最好调查一下是什么原因。比如睡眠呼吸暂停综合征这样的睡眠障碍、熬夜玩游戏和错误的睡眠方式造成的睡眠不足、熬夜的生活习惯等情况，都可能导致孩子早上起不来。根据原因的不同处理方法也不同，所以首先找出原因非常重要。

高龄的父母有睡眠障碍，是患有阿尔茨海默病的征兆吗？

A | **说梦话、梦游是预警信号**

对于上了年纪的老年人，我给出的处方只有一个，那就是"请不要太担心"这样的一句话。

"早晨沐浴阳光，吃早餐，运动……"虽然本书也介绍了一些有效的方法，但人上了年纪之后，即便用了这些方法也很难使睡眠质量有实质性的提高。坦然地接受现实，不去神经质地思考这些问题也是一种健康的生活方法。

但是，如果高龄的父母在无意识的情况下做出奇怪的行为，作为家人采取一些措施也是有必要的。无论是否与父母住在一起，都应该大致地了解父母的睡眠模式。

至少要了解他们入睡和起床的时间、睡眠时间、使用什么样的床品这些内容。因为睡眠是大脑和身体健康的晴雨表。

老年人的睡眠障碍有导致阿尔茨海默病的风险

有高龄老人的家庭，也推荐视频拍摄或者安装监控的方法来监测他们的睡眠。与孩子相比，高龄的父母更应该用智能手机拍睡眠中的样子。

正如前文中提到过的那样，孩子的睡眠障碍症状大多不必过于担心，但是对于成年人来说，如果出现这样的症状则属于REM睡眠行为异常障碍。

处于REM睡眠时人会做梦。假设你做了一个跑步的梦，如果你是一个健康的人，脑干就会发出指令"这只是一个梦"，所以即便你在梦中全力疾驰，实际上你的肌肉依然松弛，身体在被子里乖乖地躺着。

但是，患有REM睡眠行为异常障碍的人，大脑就不会发出这样的指令。如果做了跑步的梦就会真的站起来跑步，做了打拳的梦就真的会打拳。在美国就发生过一个人在梦中殴打配偶并致其死亡的事故。

这种疾病最可怕的地方在于，如果是恶性的，往往伴随着大脑的变性疾病。很多帕金森病患者和莱维小体病患者，都有REM睡眠行为异常障碍。

不睡觉会增加患阿尔茨海默病的风险

睡眠时，大脑会清除废弃物。虽然这种清理在醒着的时候也在进行，但是睡觉的时候和清醒的时候相比，处理效率要高4 ~ 10 倍。

正如前文中提到过的那样，阿尔茨海默病是由于陈旧的 β 淀粉样蛋白的残片在大脑中不断堆积而导致的。淀粉样蛋白原本是大脑中的蛋白质，负责细胞的修复等工作。用完的淀粉样蛋白需要被及时处理掉，如果没有被及时处理，这些容易凝聚在一起的残片就会在大脑中沉积，形成"老人斑"。

其中，最容易凝聚的 β 淀粉样蛋白的分泌是有规律的，正常情况下是白天的分泌量高，晚上的分泌量低。但是在我们的实验中，1 ~ 2 天不睡觉的小白鼠，β 淀粉样蛋白在白天和晚上的分泌量都很高。虽然只要在之后保证睡眠，情况就会恢复原状，但如果在 3 周内每天将小白鼠的睡眠时间限制在 4 小时，小白鼠大脑中的 β 淀粉样蛋白就会很快沉积。同样的事情也可能发生在人类身上，因为这是一种长期的变化，所以有可能是从 40 岁左右开始。

上了年纪导致的自然衰老

考虑到上述风险，我们确实应该注意老年人的睡眠，但同时也不应过度担心。

人上了年纪之后，有时难免会产生错觉，或者说出错误的话。你可能会担心"是不是患了阿尔茨海默病"，但这其实是很自然的事情，很多情况下这都是偶然性的。首先，在某种程度上接受"可能是误会了"，然后，再保持观察吧。如果症状变得越来越明显，那就是真的有问题，但如果只是偶尔说一些奇怪的话，是可以接受的。

Q 高龄的父母很早就起床了，让人困扰

A 这种情况或许会在不久的将来发生改变

住在一起的父母天还没亮就起床了，老家的父母大清早就打来电话……累积了大量睡眠负债的年轻人，因为父母的"早晨攻击"而感到非常的困扰。

这是不得已的事。虽然我们的生物钟很容易向后偏移，但老年人的生物钟却大多是向前偏移的。这可能是导致老年人早晨很早醒来的原因。

不过，这种情况或许会在不久的将来发生改变。

长寿基因能够延缓衰老吗？

日本将参与 DNA 修复等的去乙酰化酶基因组称为"长寿基因"，目前已经确认的"长寿基因"有 7 个左右。

与其说是长寿，不如说是能够防止身体因为年龄的增长而发生变化。因此，我感觉"长寿基因"这个名字有些不太恰当。

由于去乙酰化酶基因在大脑内局部存在，而且在去乙酰化酶中有对时钟基因的增减产生影响的物质，因此科学家们认为，某些去乙酰化酶基因会影响生物钟的节律。是否能够证明去乙酰化酶基因与随着年龄增长而向前偏移的生物钟有关呢——科学家们已经展开了相关的研究。

如果抑制小白鼠的去乙酰化酶基因表达，小白鼠的身体节律就会变得相当快，早晨会很早就起来，并开始快速地活动。为了模拟衰老的情况，将去乙酰化酶的基因表达减少到一半左右，小白鼠起来的时间也会大幅提前。如果这些情况确实是由于去乙酰化酶基因减少造成的，那么只要激活去乙酰化酶基因就可以进行治疗，今后或许可以使用能够激活去乙酰化酶基因的药物和保健品来改善早晨早起的症状。因为老年人是安眠药的主要服用人群，如果去乙酰化酶基因真的能够改善老年人的睡眠，还能延缓衰老，这无疑是一个具有划时代意义的好消息。

睡觉有助于孩子的身体和大脑发育

婴幼儿在大脑发育期需要保证充足的睡眠，但婴幼儿经常会在睡眠时忽然哭醒，这是被称为"夜哭"或"夜惊症"的睡眠症状。虽说是症状，但绝大多数情况下会随着成长而自然消失，所以属于良性症状。夜哭是在浅度睡眠的时候发生的，所以只要父母抱着哄一哄就会平息，但夜惊症发生在深度睡眠时，无论父母多么拼命地呼唤，婴儿都不会做出反应。有时孩子还会边哭边走来走去。这是在大脑发育阶段，一部分大脑出现了暂时的失调。这种症状在大脑发育完成后自然就会消失。

不同年龄段总的睡眠时间·非 REM 睡眠·REM 睡眠的变化 [1]

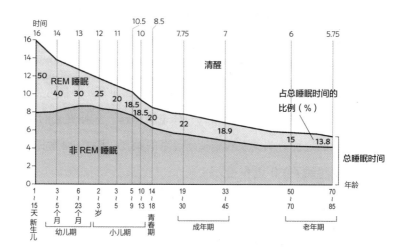

REM 睡眠能使大脑再生吗？

大脑发育阶段受到刺激会形成神经回路。但是这个过程中可

[1] Roffwarg, H.P., J.N. Muzio, and W.C. Dement, *Ontogenetic development of the Human. Sleep-Dream Cycle.* Science, 1966. 152（3722）: p. 604-19.

能会产生一些不必要的东西，在 REM 睡眠时，大脑就能将这些东西清除掉。如果 REM 睡眠与大脑的发育有关，那么也可能与大脑的可塑性有关，最近科学家们对 REM 睡眠的作用有了新的发现。

直到 20 ～ 30 年前，科学家们还认为"大脑中的神经细胞一旦分裂，就不会再继续分裂和再生"。然而，最近的一项研究发现，年轻人的海马体还能产生新的神经细胞，即使长大成人之后，这种再生仍然在某种程度上继续着。

虽然因为脑梗死等疾病而受到损伤的脑神经元不会再生，但残留的周围细胞会像改变布线一样重新构建，弥补失去的功能。大脑中的这种活动关系到脑梗死患者的康复，而 REM 睡眠对这种康复起到了一定的作用。

也就是说，REM 睡眠是成年人最大限度地发挥大脑可塑性的关键。如果说"黄金 90 分钟"关系到我们的现在，那么 REM 睡眠则关系到我们的"未来"。

最近斯坦福的一项研究发现，如果 REM 睡眠的时间短，寿命也会缩短。虽然这个研究结果与是否存在睡眠障碍等多个因素有关，而且也无法确定两者之间的因果关系，但仍然可以证明 REM 睡眠对成年人也很重要。

为了让深度的非 REM 睡眠和会做梦的 REM 睡眠都能顺利出现，就需要保持张弛有度的生活习惯。我们可以改变自己的生活习惯，我认为这对于老龄化社会是一件有意义的事。

Q 丈夫打鼾很严重，担心是睡眠呼吸暂停综合征

A 可以采取对症疗法

"丈夫在睡眠时呼吸偶尔会停止。如果患有睡眠呼吸暂停综合征会不会猝死啊，好担心。"

虽然有这样的担心，但是在绝大多数情况下，首先应该关注的是打鼾。打鼾虽然并不是睡眠呼吸暂停综合征，但睡眠呼吸暂停综合征大多是从打鼾开始的。

感觉打鼾的声音太吵的话就"抚摸"一下

无论是男性还是女性，出现睡眠呼吸暂停综合征的风险都是一样的。如果你的伴侣打鼾，你可以让伴侣横躺，轻轻地抚摸伴侣的后背。

只需要这样做就能有效地让伴侣停止打鼾。但要注意动作幅度不能太大，否则会使伴侣醒来，请尽量温柔一些。绝对不要生气地大声说"吵死了"，这样要么会导致夫妻吵架，要么就是对

方再次睡着后接着打鼾。

如果睡觉时总是翻身，可能是患有睡眠呼吸暂停综合征

除了打鼾，还有一个睡眠呼吸暂停综合征的信号——睡觉时频繁翻身，这可能是因为呼吸停止身体感到不舒服。

当然，如果压迫到神经和血管也会引起翻身，这存在极大的个体差异，所以不能一概而论。有些人即使一个晚上翻身几十次也没问题。

有人问我"俯卧和仰卧哪个能获得更好的睡眠"，其实无论是哪一个，只要容易入睡就没有问题。但俯卧会增加被称为"婴幼儿猝死综合征"的婴儿猝死的风险。婴幼儿猝死综合征是不满1岁特别是月龄2个月到6个月左右的婴儿会发生的疾病，日本每年死于此病的婴幼儿人数在150人左右，发病率不是很高，但因为是在没有任何征兆的情况下导致猝死的疾病，所以对于这个时期的婴幼儿需要注意。

成年人趴着睡觉并没有太大的风险。虽然不同的姿势可能会出现打鼾、呼吸暂停的风险，但这也要看自己的习惯和睡眠时的情况。

习惯用嘴呼吸的话，可以用湿润的口罩来降低感染风险

患有睡眠呼吸暂停综合征的人感染新冠的风险更高，其中一个原因就是用嘴呼吸。睡眠质量差会导致身体的免疫力下降，而用嘴呼吸引起的低温、干燥会促进病毒增殖，干燥的黏膜更容易感染。

不仅是新冠病毒，其他病毒和细菌在进入人体之前都会受到多重阻碍。睡觉时用鼻子进行呼吸，并且适当的加湿、加温，鼻黏膜就会形成人体的第一层屏障，接下来是扁桃腺。如果病毒和细菌突破了这两层屏障进入人体，免疫系统就会将其消灭。

但如果用嘴呼吸的话，前两层屏障就无法充分地发挥作用。虽然肥胖和高血压等各种各样的因素都可能增加感染新冠的风险，但是对于明显用嘴呼吸的人，感染新冠的风险更高，最简单的对症疗法就是戴湿润的口罩。

最近我搭乘 JAL（日本航空公司）的商务舱时，空乘会给乘客发放有加湿功能的口罩，我觉得这种做法非常合理。

可能有人会想"我早就厌倦了戴口罩的生活，现在竟然连睡觉也要戴口罩"，但干燥确实是病毒增殖的主要原因。大家可以使用市面上销售的湿口罩，也可以将湿纱布夹在普通口罩上，但请注意不要影响到呼吸。

磨牙的原因是肌肉松弛不平衡

　　除了鼾声之外，磨牙的声音在夜晚也很明显。有些人磨牙非常严重甚至会导致牙齿碎裂，所以需要佩戴防止磨牙的牙套。有这种情况的人最好去找牙科医生检查一下，通过检查牙齿的磨损情况就能判断出来。

　　人体在睡觉的时候肌肉会松弛下来，但磨牙是因为肌肉没有正常松弛下来导致的。因为咬肌仍然处于打开的状态，所以牙齿会紧紧地咬合在一起。

　　年轻人有磨牙的情况，大多是因为压力等暂时性的因素导致的，也会自然痊愈，但如果从年轻的时候就一直磨牙，持续不变的话，可能是已经形成了一种习惯。虽然不必过分在意，但如果造成牙齿损伤，还是找牙科医生诊疗一下比较好。磨牙也属于一种睡眠障碍，睡眠专科医生会对其进行诊疗，但也有专门的睡眠牙科专家。大阪大学的加藤隆史先生就是世界上为数不多的治疗磨牙的专家。

Q 妻子说梦话很严重，她到底梦到什么了呢？

A | 可能梦到的都是同样的内容

　　说梦话也是睡眠障碍，可能关系到大脑的相关疾患，但是如果症状没有恶化，也不用那么担心。在非 REM 睡眠和 REM 睡眠中都可能说梦话，非 REM 睡眠的时候频率更高。

　　即便如此，在自己碰巧醒来或没有入睡的时候，听到旁边睡着的人说梦话还是会很在意吧。

　　"睡着的妻子一直在说梦话，我还以为她醒着呢。"

　　"丈夫边睡边笑，真令人毛骨悚然。他到底做什么梦呢？"

　　曾经有人来找我咨询过类似的问题。

说梦话可能是因为压力大导致的

　　说梦话严重的时候，可能是受白天发生的事情影响。这种情况在孩子身上很常见，但这是因为儿童的大脑还处于发育阶段。如果成年人说梦话，可能是遇到了令人印象深刻的事情或正在承受的压力有点儿大，这会影响到梦境，可能导致说梦话。睡眠不足、压力和酒精都可能会导致说梦话。

做梦大多出现在 REM 睡眠时，这时如果肌肉松弛和大脑清醒严重失衡就会出现俗称的"鬼压床"。身体在睡觉大脑却醒了，动弹不得，感觉非常可怕……在极端的情况下，你甚至会产生幻觉。虽然身体健康的人也有两三成可能出现这种症状，但入睡时产生幻觉和睡眠麻痹与白天的困倦、情绪低落，是发作性睡病的 4 个典型特征。

总是做噩梦怎么办？

在睡眠过程中，因为非 REM 睡眠和 REM 睡眠交替出现，所以人会反复做梦。但绝大多数的梦境都会在替换为非 REM 睡眠时被遗忘，能够被记住的基本都是在清醒前的最后一个 REM 睡眠中梦到的内容。顺带一提，在非 REM 睡眠中也有做梦的情况，但一般是没有任何内容的梦境。

做梦是很正常的现象。但如果反复做噩梦的话还是会变成一个人的负担。在美国，参加过越战的士兵就经常做噩梦，这被称为 PTSD（创伤后应激障碍）。明明是想忘记的事情，却因为偶然的契机而想起，在睡梦中不断重复……睡眠是大脑维护的时间，如果不能充分发挥作用的话会使人非常痛苦。

虽然科学家们开发了各种各样的药物，也对这一问题进行了研究，但还没有找到特别有效的治疗方法。

怎样才能做美梦？

我在大学学习医学，作为精神科医生积累了许多临床经验之后，又作为研究睡眠的研究人员去了斯坦福。到目前为止，我已经研究睡眠研究了 34 年，可以说已经是成熟的大人了。

但不知为何，我还会梦到自己在医学部"因为找不到考场而不能参加考试"。本书的编辑，虽然早已毕业工作，还是会梦到"因为留级而不能毕业"。虽然目前科学家对梦境的研究还有很多未知的部分，但我们都对彼此的梦境感同身受。

当我们看到一个特定的对象时，大脑中的特定神经细胞会做出反应。科学家根据对猴子进行的实验发现，当猴子看到香蕉时，会触发大脑中的特定神经元。从这样的实验结果来看，如果在睡觉的时候给大脑特定的刺激，可能会使人做自己喜欢的梦。这样一来，就没有说梦话的困扰了，甚至可以让夫妻二人做同样的梦。

但随着年龄的增长，夫妻二人或许不愿意在梦中仍然在一起。有个词叫作"同床异梦"，指的是在一起想法却不同的同伴，即使是睡在一起的夫妻，也是完全不同的两个人。

所以，夫妻对房间的亮度、舒适的室温、床上用品的硬度等喜好也会不同。以我家为例，我喜欢睡觉时亮一些，但妻子喜欢一片漆黑。虽然在深度睡眠时因为感觉隔绝的缘故所以感觉不到光，但是在浅度睡眠和入睡的时候还是能感觉到光线的。因为我和妻子结婚多年，所以我们会选择有时候一片漆黑、有时候留一些灯光的折中方案⋯⋯

睡在同一个房间能够关注彼此的健康状况，但是对于喜好完全相反的情侣，分房睡也是一种选择。睡眠是非常个人的东西。每个人都不同是理所当然的。在当今这个多样性的时代，不是"同床异梦"而是"异床异梦"的夫妻也无妨吧。

Q 可以和宠物一起睡吗？

A | 最好不要，会导致双方的睡眠质量下降

经常有来找我咨询"没有深度睡眠"问题的人，其中有和两只爱犬一起睡的情况。我也曾和狗一起睡过，但从结论来说，最好不要与宠物一起睡觉。

狗和猫的 REM 睡眠很多，睡觉时经常醒来。另外，狗和猫在 REM 睡眠中身体经常会突然行动。随心所欲地行动，从床上跳下去，突然又跳上来……这些都会妨碍主人的睡眠。

有一次，可能是我翻身的时候压到了狗，狗发出"嗷嗷"的叫声，我也被惊醒了。这或许是我妨碍了狗的睡眠吧。

虽然宠物非常可爱，但被宠物吵醒的时候我也难免会产生"困死了，真想把它一脚踢下去"的想法。

为了与宠物保持良好的关系，最好还是分开睡吧。

狗和猫都是分段睡眠

狗和猫在白天都会睡很长时间。老鼠和小白鼠在这方面更明显，它们几乎一整天都在反复睡觉和醒来。也就是说，在一天里动物会睡很多次，它们分段睡眠对动物来说是很正常的情况。

猴子经常会在下午睡一觉。人类虽然白天一直保持清醒，但很多人都有睡午觉的习惯，甚至有一整个地区的人或一个民族都会睡午觉。这种睡眠方式的变化，可能受大脑重量、非 REM 睡眠和 REM 睡眠的循环周期等诸多因素的影响。午睡的作用正如前文中提到过的那样，也会受社会变化的影响。

为什么狗有发作性睡病而猫很少见？

为了研究发作性睡病，我养过好几条狗。

即便在白天也会突然睡着的发作性睡病在杜宾犬和拉布拉多中属于遗传性疾病。虽然还不清楚原因，但这种情况在羊毛狗和迷你型贵宾犬中也比较常见。然而据我所知，猫出现这种情况的报告只有一例。而且从症状的记载来看，还不能确定是不是发作性睡病。

发作性睡病不只是睡眠质量低，还伴有情绪低落。这种病常见于欣喜若狂等感情爆发后，我个人的推断认为，与狗相比，猫的感情表现不够丰富，所以猫很少生此病，或者发病也难以被发现。

高龄犬也会出现睡眠障碍

狗和猫也会在 REM 睡眠的时候做梦。有些狗在睡觉的时候会开心地摇尾巴，有些猫会发出"喵"的叫声。

虽然不能确定猫和狗一定在 REM 睡眠时做梦，但既然狗和猫都有明确的 REM 睡眠，那么就会有伴随 REM 睡眠行为异常症等睡眠障碍的风险。小狗在睡着的时候摇摇晃晃地走动的情况也会随着成长而改善，但高龄犬出现这种情况的话就需要注意了。半夜睡着的时候不停地吠叫，或者四处走动，向墙壁扑去。曾经有人向我咨询过关于黄金猎犬和柴犬的 REM 睡眠行为异常症，对于高龄犬来说，任何犬种都有出现这种异常的风险。我不太了解猫。虽然我不是兽医，但总是有人来找我咨询关于狗的睡眠障碍的问题，可能是因为我以前在兽医学杂志上发表过好几篇关于狗的睡眠障碍的论文吧。在美国，有治疗狗的 REM 睡眠行为异常症的药物，可以让狗白天保持清醒，晚上睡得很好。即使是狗，张弛有度也很重要。

脸部凹陷的狗的宿命？法式斗牛犬的睡眠呼吸暂停综合征

法国斗牛犬等脸部凹陷进去的狗经常打鼾，这也会引发睡眠呼吸暂停综合征。如果你养了这样的狗就需要注意了。要想给狗戴口罩进行治疗非常困难，所以需要运动和减肥，和人类一样通过改变生活习惯来预防疾病。

如今宠物也成了家庭的一员，根据 2021 年的数据，日本饲养的狗约 711 万只，猫 895 万只（一般社团法人宠物食品协会调查）。受新冠疫情的影响，宠物的数量还有增加的趋势。

随着医疗的发展，宠物的寿命也越来越长，也会出现生活习惯病。

为了保证宠物的健康，宠物主人要和宠物一起散步，健康饮食和早晨晒太阳等，这也是主人的责任。狗会对人类产生良好的影响，比如催促主人早上出门散步，但人类恶劣的生活习惯也会影响到狗。请和宠物一起保持健康的生活习惯吧。

分享睡眠烦恼的时代

"我和你说，最近我睡得很不好……"

最近有人找我的妻子讨论睡眠的问题。虽然我对此感到非常惊讶，但或许光是和别人聊一聊也能消除心中的不安吧。当然，现在我的妻子也有不少关于睡眠的知识，所以她的建议也不能小看。

从这个意义上来说，希望通过本书掌握改善睡眠方法的读者们，一定要把这些信息与家人和朋友分享，讨论一下睡眠的问题。

一直都属于个人问题的"睡眠烦恼"

有睡眠烦恼的人，"想让别人详细了解自己的烦恼，帮助自己改善睡眠"的意愿是非常强烈的。但反过来说，每个人都对别人的睡眠烦恼几乎不感兴趣，也不关心。这绝不是以自我为中心，应该说是理所当然的情况。因为睡眠无法和他人一起体验，是非常"个人"的问题。

如果是吃饭的话，可以和其他人分享"今天早上的味噌汤很咸"之类的经验，继而发展出"担心盐分摄取过多"这样的对话。但在睡眠问题上却很难与他人分享经验。

"昨晚怎么也睡不着"这样的烦恼，只有体验过的人才知道，所以即使跟家人说了，对方也只会回答"啊，是这样"一带而过。

"睡醒后仍然感觉很疲劳"，即便这对本人来说是真实存在的睡眠烦恼，但生活在同一屋檐下的家人也不能体会到这种痛苦，所以无法传达给家人。结果，每个人都会抱着"说了也没用"的想法，或者病急乱投医地向"专家的妻子"征求建议。

直到二三十年前，睡眠还被轻视为"只是休息而已"，这也是很少有人讨论睡眠问题的原因之一。

"睡不着也没关系"只要这样想就能睡着了

存在睡眠烦恼，感到孤立无助——这种情况确实非常危险。关于睡眠的烦恼也需要互相帮助。互相帮助会使人产生"共同烦恼"的认知，使其作为"整个社会的问题"得到重视。这样科学家们才会对其进行研究，研发新的治疗方法。

为了能够使大家分享睡眠的烦恼、互相帮助，让每个人都对睡眠有正确的认知和综合的理解至关重要。

有了正确的睡眠知识，我们才可以正确地认识和处理儿童与年迈的父母的睡眠问题。如果是对睡眠有正确认知的伴侣，还能互相检查对方的睡眠情况。即使是孩子的睡眠障碍，也分为随着成长会自然治愈的情况，以及像患有睡眠呼吸暂停综合征那样需要尽快治疗的情况。年迈的父母如果患有睡眠呼吸暂停综合征，白天也会经常打瞌睡。

另外，如果企业管理人员能理解睡眠的重要性，就会更加认真地思考能够降低员工工作负担的工作方法，以此作为提高生产效率的新途径，采取积极的改善手段。即便上司只需要睡 5 小时，下属可能每天不睡 8 小时的话就无法提高生产力。睡眠存在极大的个体差异，这一点也需要充分理解。

心理学的认知行为疗法对睡眠障碍的治疗也有效，其基本内容包括三点：1. 获得正确的知识；2. 正确把握自己的状况；3. 纠正错误的认知和行为。也就是说，不管有多少"睡觉前应该做××"之类的建议，如果不是以对正确知识的综合理解为基础的话就不能发挥作用。

因此，获取正确的知识，虽然看起来好像绕了个远路，但实际上是一条捷径。

烦恼如果总是憋在自己心里，会变得越来越大。就像一个人搬着沉重的行李只能走 100 米，两个人一起搬的话就能走得更远。更重要的是，两个人可以互相鼓励"虽然很重，但只要一起努力就能行"，可以减轻心理上的"重量"。

同样的道理，为了改变自己的想法，多与家人和朋友讨论睡眠问题就能缓解自己的睡眠焦虑。而且反其道而行之，不因为睡眠而烦恼，认为"睡不着也没关系"，也是获得良好睡眠的关键。

在本书的最后，我想送给诸位两句话。

"Worrying about sleep will keep you awake."（越担心越睡不着）

"Don't worry, get asleep!"（别担心，去睡觉）

西野精治

2022 年 3 月

参考文献

前　言

• Mukamal, K.J., G.A. Wellenius, and M.A. Mittleman, *Holiday review. Early to bed and early to rise: does it matter?* CMAJ, 2006. 175（12）: p. 1560-2.

• Kripke, D.F., et al., *Mortality associated with sleep duration and insomnia.* Arch Gen Psychiatry, 2002. 59（2）: p. 131-6.

• Kang, J.E., et al., *Amyloid-β dynamics are regulated by orexin and the sleep-wake cycle.* Science, 2009. 326（5955）: p. 1005-7.

第 1 章

• Dement, W.C., *Sleep extension: getting as much extra sleep as possible.* Clin Sports Med,2005. 24（2）: p. 251-68, viii.

• Iliff, J.J., et al., *A paravascular pathway facilitates CSF flow through the brain parenchyma and the clearance of interstitial solutes, including amyloid β .* Sci Transl Med,2012. 4（147）: p. 147ra111.

• Czeisler, C.A., et al., *Stability, precision, and near-24-hour period of the human circadian pacemaker.* Science, 1999. 284（5423）: p. 2177-81.

第 2 章

• Kay, D.B., et al., *Subjective-objective sleep discrepancy among older adults: associations with insomnia diagnosis and insomnia treatment.* J Sleep Res, 2015. 24（1）: p. 32-9.

● He, J., et al., *Mortality and apnea index in obstructive sleep apnea. Experience in 385 male patients.* Chest, 1988. 94（1）: p. 9-14.

● McAlpine, C.S., et al., *Sleep modulates haematopoiesis and protects against atherosclerosis.* Nature, 2019. 566（7744）: p. 383-387.

● Hoffman, L.A. and J.A. Vilensky, *Encephalitis lethargica: 100 years after the epidemic.* Brain, 2017. 140（8）: p. 2246-51.

● Trachsel, L., D.M. Edgar, and H.C. Heller, *Are ground squirrels sleep deprived during hibernation?* Am J Physiol, 1991. 260（6 Pt 2）: p. R1123-9.

● Takahashi, T.M., et al., *A discrete neuronal circuit induces a hibernation-like state in rodents.* Nature, 2020. 583（7814）: p. 109-14.

第 3 章

● Kräuchi, K., et al., *Warm feet promote the rapid onset of sleep.* Nature, 1999. 401（6748）: p. 36-7.

● Suzuki, M., et al., *Blood pressure "dipping" and "non-dipping" in obstructive sleep apnea syndrome patients.* Sleep, 1996. 19（5）: p. 382-7.

● Nishino, S., et al., *Sedative-hypnotics,* in The American Psychiatric Association Publishing Textbook of Psychopharmacology, 5th Edition, A.F. Schatzberg and C.B. Nemeroff, Editors. 2017, American Psychiatric Association Publishing: Arlington, VA. p. 1051-82.

● Nishino, S., et al., *The neurobiology of sleep in relation to mental illness,* in Neurobiology of Mental Illness, 2nd Edition, D.S. Charney, and E.J. Nestler Editor. 2004, Oxford University Press: New York. p. 1160-79.

• Diekelmann, S. and J. Born, *The memory function of sleep.* Nat Rev Neurosci, 2010.11（2）: p. 114-26.

第 4 章

• Fronczek, R., et al., *Manipulation of skin temperature improves nocturnal sleep in narcolepsy.* J Neurol Neurosurg Psychiatry, 2008. 79（12）: p. 1354-7.

• Anegawa, E., et al., *Chronic powder diet after weaning induces sleep, behavioral, neuroanatomical, and neurophysiological changes in mice.* PLoS One, 2015. 10（12）: p. e0143909.

• Lockley, S.W., et al., *Short-wavelength sensitivity for the direct effects of light on alertness, vigilance, and the waking electroencephalogram in humans.* Sleep, 2006. 29（2）: p. 161-8.

第 5 章

• Gingerich, S.B., E.L.D. Seaverson, and D.R. Anderson, *Association Between Sleep and Productivity Loss Among 598 676 Employees From Multiple Industries.* Am J Health Promot, 2018. 32（4）: p. 1091-94.

• Horne, J., C. Anderson, and C. Platten, *Sleep extension versus nap or coffee, within the context of "sleep debt".* J Sleep Res, 2008. 17（4）: p. 432-6.

• Asada, T., et al., *Associations between retrospectively recalled napping behavior and later development of Alzheimer's disease: association with APOE genotypes.* Sleep, 2000. 23（5）: p. 629-34.

• Sakurai, T., *Roles of orexins in the regulation of body weight homeostasis.* Obes Res Clin Pract, 2014. 8（5）: p. e414-20.

- Maas, M.B., et al., *Obstructive Sleep Apnea and Risk of COVID-19 Infection, Hospitalization and Respiratory Failure.* Sleep Breath, 2021. 25（2）: p. 1155-7.

- Mann, D., *Driving Drowsy Could Land You in Jail.* Available from: https://www.webmd.com/sleep-disorders/news/20031001/driving-drowsy.

第 6 章

- Gyllenhaal, C., et al., *Efficacy and safety of herbal stimulants and sedatives in sleep disorders.* Sleep Med Rev, 2000. 4（3）: p. 229-51.

- Collins, N., *Cooling glove developed by Stanford researchers helps athletes and patients,* in Stanford News. 2017.

第 7 章

- Roffwarg, H.P., J.N. Muzio, and W.C. Dement, *Ontogenetic development of the Human Sleep-Dream Cycle.* Science, 1966. 152（3722）: p. 604-19.

- Diekelmann, S. and J. Born, *The memory function of sleep.* Nat Rev Neurosci, 2010. 11（2）: p. 114-26.（既出）

- Frank, M.G., N.P. Issa, and M.P. Stryker, *Sleep enhances plasticity in the developing visual cortex.* Neuron, 2001. 30（1）: p. 275-87.

- Li, W., et al., *REM sleep selectively prunes and maintains new synapses in development and learning.* Nat Neurosci, 2017. 20（3）: p. 427-37.

本书仅精选了部分参考资料，全部参考资料请从以下网站下载：

URL：https://www.gentosha.co.jp/tokuten/nemurerujugyo/stanford_no_
nemurerujugyo_sankobunken.pdf